U0226913

否

不稍遁环看中医脉象

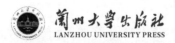

兰州大学出版社
LANZHOU UNIVERSITY PRESS

图书在版编目（ＣＩＰ）数据

从末梢循环看中医脉象 / 侯永康著. -- 兰州 ：兰
州大学出版社，2015.4
ISBN 978-7-311-04733-7

Ⅰ．①从… Ⅱ．①侯… Ⅲ．①脉象 Ⅳ．①R241.19

中国版本图书馆CIP数据核字(2015)第088013号

策划编辑　梁建萍
责任编辑　郝可伟
封面设计　郇　海

书　　名　**从末梢循环看中医脉象**

作　　者　侯永康　著

出版发行　兰州大学出版社　（地址：兰州市天水南路222号　730000）

电　　话　0931-8912613(总编办公室)　0931-8617156(营销中心)
　　　　　　0931-8914298(读者服务部)

网　　址　http://www.onbook.com.cn

电子信箱　press@lzu.edu.cn

印　　刷　甘肃澳翔印业有限公司

开　　本　880 mm×1230 mm　1/32

印　　张　5.125

字　　数　117千

版　　次　2015年5月第1版

印　　次　2015年5月第1次印刷

书　　号　ISBN 978-7-311-04733-7

定　　价　30.00元

前　言

中医学是中国勤劳智慧的劳动人民与疾病做斗争的经验总结，是两千多年以来一代接一代的医生们不断探索、积累和总结出来的经验之精华。它是一门集医学、心理学、哲学于一身的综合性医学科学。

脉诊是医生用手指切按病人的腕动脉搏动、探查脉象以了解病情变化的一种诊疗方法。脉诊是中医诊病的精华，也是中医辨证的一种依据。学习中医诊病首先要学会四诊——望、闻、问、切（诊脉）。四诊合参，方能得出正确的"证"。但正确地判断脉象，却是医生很难掌握的一门学问。我在多年的临床实践中，根据学习中医的感悟和体会，以及对病人手指微循环图像的观察和对病人治疗后疗效验证的积累，对"脉象"有了进一步的了解和认识。现将这些体会和感悟写在这本书里，供感兴趣的同道参考和借鉴。

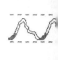

如果你能精通中医学的理论，感悟它的博大精深，又能熟练地掌握每味中药的性能，当然，再能精确地掌握一般西医的解剖学和病理学、生理学知识，你将会是一名很好的全科医生。疾病是人体由于受到饮食不节、起居无常、跌打损伤或被致病微生物感染等因素的影响，使机体内各组织器官的功能发生了改变，致使机体的新陈代谢——人体的内环境发生了紊乱，体内的平衡被破坏，从而出现的各种不舒服，甚至很痛苦的症状。根据体内环境被破坏的部位、程度和性质的不同，而出现各种各样不同的临床及病理表现，即疾病。中医根据辨证、"虚则补之、实则泄之"的治疗原则，利用中草药调整机体的内环境，使人体内分泌平衡。通过"扶正祛邪""祛瘀生新"，激活了休眠的组织细胞，使受损伤的组织细胞得以修复、再生，将坏死的组织细胞排出体外，疾病则得到治疗，人体就又恢复了健康。任何疾病在早期，中医用中草药都可以治愈。没有"不治之症"这一说。

如果因为误诊、误治，或者用药不当，疾病被延误了治疗，均可能错失治愈的良机，而成为慢性病。任何疾病拖延到了晚期，都会因为患病的组织细胞大量坏死、组织器官被破坏，功能衰竭，发生癌变（染色体突变）。不论是哪一种"癌"，用哪种方法治疗，都只能延缓疾病的发展速度和减轻患者的痛苦，以至延长患者生命的存活时间。因为组织器官已经衰竭，"扶正、祛邪"使之再生会很困难。但如果癌症被早期发现，组织器官功能尚未衰竭，请中医用中药治疗尚有治愈的希望。根据病程，治疗的时间会很长。

先天性发育缺陷不属于疾病范畴。那是因为精子或卵子的异常，或因为母体在妊娠期间患病，或因为母体在妊娠期间服用了有毒、有害物质，而影响了胎儿组织器官的形成、分化和发育。

民间曾流传有"医不自治"的说法。但我经过五十年的临床实践，总结出来的一些经验，以及对中、西医学理论结合的感悟，却大多都出自自身的体验。因为，自己最了解自己。自己对自己患病的部位、病因、患病时的感受，以及治疗的效果，都有很深刻的体会。加上平时不断地观察、总结给患者治病的经验和感悟，再做一些必要的物理和实验室检查，进行验证，就可以得出正确的结论，探索出更好的治疗方法。所以，要做一名真正的好医生，在临床实践工作中，必须投入自己的全部身心，认真地学习、观察、感悟和总结。作为一名好医生，首先要有健康的心理——不为名利，有高尚的情怀——不贪图钱财，有强健的体魄，并且自己能随时医治好自身所患的各种疾病。

现代医学应该是中西医结合医学；好医生应该是中西医结合的全科医生；医生的健康，应该掌握在自己手中。

作为医生，以救死扶伤为己任。为了把健康带给所有信任中医和中草药的患者，我把自己五十年行医诊治各种疾病的经验、体会和感悟写在了这本书里，供热爱医学事业、喜欢学习中医的同道，在医疗实践中参考和借鉴，为更多的患者解除疾病的困扰和痛苦，让"无疾而终"成为现实！

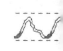

侯永康

2014 年 3 月

目　录

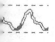

第一章　正常人体的结构和功能

第一节　从解剖学角度看人体

综合人体解剖学、组织细胞学、生理学、病理学、生物化学以及经络学的观点来看人体，可以这样理解：人体，是一部很精密、很完美、多功能、自动化程度很高、有思维、有感情、有生命的"永动机"。人体由头颅、躯干和四肢组成。按照生理结构又分为以下八个系统。

一、运动系统

运动系统由骨骼、骨联结及肌肉组成。它们在神经系统的支配下，对身体起着运动、支持和保护等作用。人体由于有骨骼的支撑，才能保持直立的外形以及行走、运动或做各种动作。在体表，能够看到或摸到的肌肉和骨骼的突起及凹陷，分别称为肌性标志和骨性标志。在临床上常常用这些标志，来确定内脏器官、血管和神经的位置，在针灸时作为取穴的标志。

二、消化系统

消化系统由从口腔到肛门一组粗细不等的管道组成。包括口腔、咽、食管、胃、小肠（又分为十二指肠、空肠及回肠）、大肠（又分为盲肠、结肠和直肠三部分）。临床上常把从口腔到十二指肠的一段称为"上消化道"，空肠到肛门的一段称为"下消化道"。消化道内分布有多种消化腺，如唾液腺、胰腺、食管腺、胃腺和肠腺等。

人体在整个生命过程中，必须从外界摄取营养物质作为生命活动的能量来源。消化系统的基本功能就是摄取食物，并进行物理性和化学性消化，吸收其中的营养物质，并将剩余的糟粕排出体外。因此，消化系统是保障人体能量来源的一个重要系统，也是保证人体新陈代谢正常进行的一个重要系统。

消化系统各器官的一般构造——消化管道大部分的管壁由内向外可分为4层：

1.黏膜层

黏膜层是消化管壁的最内层，能分泌黏液及消化酶，因而表面黏滑湿润。

2.黏膜下组织

黏膜下组织由疏松的结缔组织构成，内含血管、淋巴管和神经丛等。

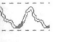

3.肌层

肌层可进行有节律的舒缩运动，推动消化管内的食物前移。口腔、咽、食管上部和肛门等处为横纹肌，其余各段均为平滑肌。肌纤维的方向一般为内环、外纵。

4.外膜

外膜是被覆在管壁最外面的一层结缔组织膜。在腹腔内胃、肠大部分的外膜表面还覆盖有一层间皮组织，共同构成浆膜。其表面湿润，可减少器官间的摩擦，有利于器官的活动。

三、呼吸系统

呼吸系统由鼻、咽、喉、气管、各级支气管和肺泡组成。临床上把鼻、咽、喉称为"上呼吸道"，把气管、支气管及肺内各级细支气管称为"下呼吸道"。肺泡则是气体交换的场所。

机体由于生命活动的需要，终生不停地、有规律地运用呼吸器官与外界进行气体交换，以供应生命活动所必需的氧。同时，将体内新陈代谢过程中所产生的二氧化碳排出体外。这样才能保障身体内各组织器官的生理活动正常进行。所以，呼吸系统的功能就是保证机体与外界进行气体交换——吸入氧气、呼出二氧化碳。另外，喉内有声带。利用气流的振动，声带可以发出声音，所以喉又有发音的功能。

1.鼻腔

鼻腔是由骨和软骨围成的不规则的空腔。其内面覆以黏膜和皮肤，被鼻中隔分为左、右两腔。向前以鼻孔通外界、向后经鼻后孔通咽腔。鼻腔的前半部分称为"鼻前庭"，内面被覆有皮肤，长着粗硬的鼻毛，有过滤灰尘的作用。该处缺乏皮下组织，所以在发生疖肿时，疼痛较为剧烈。后为固有鼻腔，是鼻腔的主要部分，为骨性鼻腔，被覆以黏膜。在外侧壁上有上鼻甲、中鼻甲和下鼻甲，以及由鼻甲分隔而形成的上鼻道、中鼻道和下鼻道。鼻腔的内侧壁为鼻中隔，由骨性鼻中隔和鼻中隔软骨覆以黏膜而构成。在鼻中隔的前下部，有一片血管丛很丰富的区域，称为"易出血区"，约90%的鼻出血发生于此区。

鼻腔的黏膜可分为嗅部和呼吸部。嗅部黏膜内含嗅细胞，能感受嗅觉刺激；呼吸部黏膜，含有丰富的血管、黏液腺和纤毛，可调节吸入空气的温度和湿度，以及过滤空气中的细菌和灰尘。

2.鼻副窦

鼻副窦以骨性鼻旁窦衬以黏膜而成。共有四对——上颌窦、额窦、筛窦和蝶窦，都开口于鼻腔。由于鼻旁窦的黏膜与鼻腔黏膜相延续，所以，鼻腔发炎时，可蔓延至鼻旁窦引起鼻窦炎。因上颌窦的开口高于窦底，所以上颌窦炎症化脓时，常引流不畅致窦内积脓。另外，鼻旁窦可以调节吸入空气的温度和湿度，并对发音起共鸣作用。

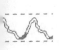

3.气管和支气管

从鼻腔通过咽、喉即进入气管。气管为后壁略平的圆形管道，成人的气管长约11～13 cm，由14～16个气管软骨做支架，内覆黏膜、外被结缔组织。气管软骨有缺口，对向后方，由平滑肌和结缔组织构成的膜封闭。至第4、5胸椎体交界处，分为左、右主支气管。右主支气管在肺门处分出上、中、下肺叶支气管，分别进入右肺的上、中、下三个肺叶；左主支气管在肺门处分出上、下肺叶支气管，分别进入左肺的上、下两个肺叶。

4.肺

肺呈海绵状。肺内支气管反复分支，越分越细，成树枝状，最后连于肺泡。肺是呼吸系统的重要器官。肺由各级支气管、肺泡、血管及淋巴管等组成，是进行气体交换的场所。

5.胸膜和纵隔

胸膜是被覆于胸腔内面及肺表面的浆膜，又分为脏、壁两层。脏层胸膜被覆在肺的表面，与肺实质紧密结合，并伸入左、右肺斜裂和右肺水平裂内；壁层胸膜覆于胸腔各壁的内面。胸膜的脏、壁两层在肺根周围互相移行，围成完全封闭的胸膜腔。正常胸膜腔内为负压，内有少量浆液，以减少呼吸时两层胸膜之间的摩擦。

在肋胸膜与膈胸膜转折处，形成一个较大的间隙，称为"肋膈隐窝"或称"肋膈窦"，左、右各一。由于"肋膈窦"是胸膜腔的最低部位，胸膜炎症的渗液常聚积于此，所以，该处是临床胸膜腔穿刺或引流的部位。

纵隔，是分隔左、右胸膜腔的间隔。纵隔的前界为胸骨，后界为胸椎体，两侧界为纵隔胸膜。上界为胸廓上口，下界达横膈。膈胸膜为覆盖于横膈上的胸膜，与膈肌紧密相连。

纵隔通过气管又分为前、后两部——前纵隔上部包括胸腺和连接心脏的大血管，下部有心和心包；后纵隔含有气管、主支气管、食管、主动脉胸部、胸导管、奇静脉、迷走神经、胸交感干及淋巴结。

四、泌尿系统

泌尿系统由肾、输尿管、膀胱及尿道四部分组成。泌尿系统的基本功能是排泄身体中的某些代谢产物。机体在新陈代谢过程中，所产生的废物如尿素、尿酸以及多余的水分等，由循环系统输送到肾，在肾内形成尿，经输尿管输入膀胱暂时储存，最后通过尿道排出体外。

1.肾

肾位于腹腔的后上部、脊柱的两旁，前面有腹膜覆盖。外侧缘隆凸；内侧缘中部凹陷，称为肾门，是肾的血管、淋巴管、神经和肾盂出入的部位。临床上常将竖脊肌外侧缘与第12肋之间的部位称为肾区，当肾有病变时，叩击或触压该区，常可引起震痛或压痛。

肾的表面包有三层被膜，由内向外依次为纤维囊、脂肪囊（包裹肾和肾上腺）及肾筋膜（具有固定肾的作用）。

肾的实质分为两部，周围部称为皮质，深部称为髓质。肾皮质由肾小体和肾小管构成；肾髓质由15～20个肾锥体组成。肾锥体在切面上呈三角形，结构致密而有条纹，含有许多细小的管道。肾锥体的基底朝向皮质；肾锥体的尖端钝圆，朝向肾门，称为肾乳头。肾乳头的顶端有许多小孔，称为"乳头孔"，肾脏生成的尿液由此流入"肾小盏"。

肾小盏为漏斗形的膜样小管，围绕肾乳头，接受由肾乳头孔排出的尿液。每个肾约有7～8个肾小盏，相邻的2～3个肾小盏合成一个"肾大盏"。每个肾约有2～3个肾大盏，由肾大盏合成一个扁平漏斗形的"肾盂"。肾盂出肾门后逐渐缩小，移行为

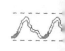

"输尿管"。

2.输尿管

输尿管是一对细长的管状器官，起自肾盂，终于膀胱。

3.膀胱

膀胱是储尿的囊状器官，伸缩性很大，其大小、形状、位置以及壁的厚度，均随尿液的充盈程度、年龄大小、性别的差异而有所不同。膀胱的平均容量，一般成人约为300～500 ml，最大容量可达800 ml。膀胱壁由黏膜、黏膜下组织、平滑肌织膜和外膜构成。当膀胱收缩时，黏膜聚集成许多邹襞；膀胱充盈时，邹襞即消失。位于两个输尿管口和尿道内口三者连线之间，为"膀胱三角"，由于此区域缺少黏膜下组织，黏膜直接与肌层紧密结合，无论膀胱充盈还是空虚，黏膜都保持平滑状态。膀胱三角，也是膀胱肿瘤和膀胱结核的好发部位。

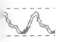

4.尿道

尿道的构造和功能，男、女不完全相同。

男性尿道除排尿功能外，还兼有排精功能。

女性尿道，短、宽而且直，长约5 cm，直径约0.8 cm，仅有排尿功能，位于耻骨联合后下方与阴道前壁之间，上端起自膀胱的尿道内口，向前下方，穿过尿生殖膈，下端开口于阴道前庭，称为尿道外口。在通过尿生殖膈时，尿道和阴道周围有横纹肌环绕，这种横纹肌称为"尿道阴道括约肌"，能受意志支配。由于女性尿道比较短直，所以尿路易受感染。

五、生殖系统

生殖系统包括男性生殖器官和女性生殖器官。生殖器官的基本功能是：产生生殖细胞，繁衍后代；分泌性激素来维持性的特征。

1.男性生殖器

男性生殖器分为内生殖器和外生殖器。

男性内生殖器包括睾丸、输精管道和附属腺体。睾丸是产生男性生殖细胞（精子）和分泌男性激素的生殖腺；输精管是输送精子并将其排出体外的管道，包括附睾、输精管和射精管；附属腺体有精囊腺和前列腺。它们的分泌物与精子共同组成精液，并对精子有营养和促进其活动力的作用。

男性外生殖器包括阴囊和阴茎。

男性尿道具有排尿和排精的作用，起于膀胱的尿道内口，终于阴茎头的尿道外口。

2.女性生殖器

女性生殖器也分为内生殖器和外生殖器。

女性内生殖器包括卵巢、输卵管、子宫和阴道。卵巢为产生卵子和分泌女性激素的生殖腺；输卵管、子宫和阴道为生殖管道。

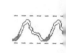

女性的外生殖器即女阴——阴道前庭为两侧小阴唇之间的裂隙，其前部有尿道外口，后部有阴道口。在小阴唇与处女膜之间的浅沟内，相当于小阴唇中三分之一与后三分之一交界处，有前庭大腺的开口。

保持女阴的清洁卫生很重要。女阴污染，除易感染阴道炎外，常易引起泌尿系统感染和前庭大腺感染而发炎。

3.女性乳房

乳房是哺乳类动物特有的结构。人的乳房为成对的器官。乳房由皮肤、乳腺组织和脂肪组织构成。男性的乳房不发达；女性乳房的乳腺组织被脂肪组织分隔为15～20个乳腺叶，以乳头为中心呈放射状排列。每个腺叶有一条排泄管，称为输乳管。输乳管由该腺叶中各乳腺小叶的导管汇合而成，开口于乳头。女性乳房于青春期后开始发育生长，妊娠和哺乳期乳房有分泌活动。老年妇女的乳房萎缩。

由于乳腺的结构特点，临床在进行乳房脓肿切开引流手术时，应采用放射状切口，以免损伤乳腺叶和输乳管。

六、循环系统

循环系统由密不可分的血液循环和淋巴循环两部分组成。机体通过血液循环和淋巴循环，源源不断地把消化道吸收的营养物质、肺吸收的氧气和内分泌腺分泌的激素，输送到身体各个部位的各个组织器官乃至组织细胞，进行新陈代谢；同时将身体各部位组织细胞的代谢废物，分别输送到肺、肾、皮肤等器官排出体外，以保障人体正常的生理功能——生命活动。

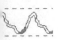

1.血液循环

血液循环由心、动脉、毛细血管和静脉组成。根据血液循环的途径，又分为体（大）循环和肺（小）循环，以及供应心脏的血液循环——冠状循环。冠状动脉起自主动脉升部；冠状静脉，主要为冠状窦，位于左心房和左心室之间的冠状沟后部，经冠状窦口入右心房。

体（大）循环——由左心室射出的动脉血入主动脉，经动脉的各级分支，流向全身各组织器官的毛细血管。血液在毛细血管内，经过毛细血管壁，借助组织液（津液）与组织细胞进行物质和气体交换。经过交换，动脉血变成了静脉血，再经过小静脉、中静脉，最后经过上、下腔静脉流回右心房。

肺（小）循环——从右心室射出的静脉血进入肺动脉，经过肺动脉的各级分支，流至肺泡周围的毛细血管网，在此进行气体及营养物质的交换，使静脉血变成富含氧气的动脉血。经肺内各级肺静脉汇入肺静脉注入左心房。

体循环、肺循环以及心脏的冠状循环，都是同步进行的。

血液循环的任何部位发生病变，都会影响血液循环的正常进行。

2.经络、津液（淋巴）系统

经络、津液（淋巴）系统是血液循环系统的重要组成部分，是体液循环的基础，由经络（淋巴管）、淋巴结、淋巴器官——脾、胸腺、扁桃体等组成。淋巴结、淋巴器官主要产生淋巴细胞，滤过淋巴液，参加免疫反应。淋巴组织——经络，是含有大量淋巴细胞的网状结缔组织，存在于各组织器官以及组织细胞之间。大淋巴管主要分布于消化道及呼吸道等处的黏膜中，经络（淋巴）系统还具有防卫功能。

毛细淋巴管以膨大的盲端，起始于各组织细胞、组织器官的组织间隙。其管壁由单层内皮细胞构成。毛细淋巴管壁的通透性大于毛细血管，一些大分子物质如：蛋白质、细菌、癌细胞、异物等均可以进入毛细淋巴管，在通过淋巴结时，细菌、癌细胞、异物等可被淋巴细胞吞噬或过滤。小肠绒毛中的毛细淋巴管能吸收高度乳化的脂肪颗粒。

淋巴管（经脉）由毛细淋巴管（络脉）逐渐汇合而成，管壁内有丰富的瓣膜，以保证淋巴液（津液）向心流动。所有浅、深淋巴管（经络）经过一系列淋巴结后，其输出管汇集成较大的淋巴干。

所有淋巴干分别汇集成左、右两条大的淋巴导管——右淋巴导管和左胸导管。两者分别注入左、右静脉角，入上腔静脉进入右心房。

淋巴管即中医所谓"经络"的"经"，毛细淋巴管即"经络"的"络"。淋巴管内流动的淋巴液，即经络中所谓的"津液"，它们是血液循环的辅助装置，是动脉与静脉的中介。动脉血经动脉毛细血管壁渗入经络，在细胞、组织间隙，通过细胞膜、组织被膜、包膜、内膜等生物膜与细胞、组织进行物质交

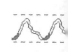

换；再经静脉毛细血管壁渗入静脉毛细血管，进入静脉而流回心脏。剩余的组织间液，则经毛细淋巴管汇集，逐次流入淋巴导管和胸导管而流回心脏，再次进入血液循环。经络（淋巴）系统，相当于血液循环系统以外的、类似于自然界中水循环的辅助设施——湖泊、水库和运河，它们起着调节血液循环和体液回流的作用，所以可以"决生死、处百病"。

七、内分泌系统

内分泌系统是神经系统以外的一种重要的功能调节系统。一类为内分泌器官，如垂体、松果体、甲状腺、甲状旁腺、胸腺和肾上腺等；另一类为分散在组织器官中的内分泌细胞，如胰腺内的胰岛细胞、睾丸内的间质细胞、卵巢内的卵泡细胞及黄体细胞等。内分泌腺无排泄管，其分泌物为激素，直接进入血液或淋巴，借助循环运送至全身，调节机体的新陈代谢、生长发育或生殖功能。

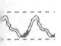

八、神经系统

神经系统包括中枢神经、周围神经、内脏（植物）神经三部分。

中枢神经包括位于颅腔内的脑和椎管内的脊髓，两者都含有躯体神经中枢和内脏（植物）神经中枢。

周围神经包括与脑连接的脑神经和与脊髓连接的脊神经，两者都含有躯体神经和内脏（植物）神经。

躯体神经分布到皮肤和运动系统；内脏（植物）神经分布到内脏、心血管和腺体。两种神经都有感觉（传入）和运动（传出）神经纤维，分别由周围向中枢和由中枢向周围传递神经冲动。内脏神经纤维又根据作用不同，再分为交感神经和副交感神经。

神经组织包括神经细胞和神经胶质。神经细胞是神经系统的基本单位，又称神经元，具有感受刺激和传导冲动的功能。神经胶质是神经系统的辅助成分，对神经元有支持和保护等作用。一个神经细胞——神经元，由细胞体和突起两部分构成。细胞体是神经元的营养中心，主要位于脑、脊髓和周围神经节内。不同的神经元，其细胞体的形态和大小差异很大。突起分为轴突和树突两种：轴突在每一个神经元只有一条，其长短因神经元而异，短者仅为几微米，长者可达1米以上；树突有一条或多条，短而分支多。树突和胞体是接受冲动的主要部位，轴突则把冲动自胞体传出。每一个神经元并不孤立存在，而是与其他神经元相联系，共同协调完成各种功能活动。一个神经元与另一个神经元相联系的接触点，称为突触。

突触包括突触前膜、突触后膜和突触间隙。在突触前轴突末端内有较密集的突触小泡。小泡内含有神经介质（乙酰胆碱和去甲肾上腺素等），当冲动到达突触时，突触小泡移向突触前膜并形成开口，神经介质就被释放到突触间隙中，作用于突触后膜，激起电变化，产生神经冲动，继续向下传导。

神经系统的基本功能：

一是协调人体内部各组织器官、系统的功能活动，保证人体内部的统一、完整。

二是调整人体的功能活动，使之与外界环境相适应。

人类的脑特别是大脑皮层非常复杂，它可以在实践活动中产生思维和感情。因此，人类不只是被动地适应外界环境和变化，而且可以能动地认识客观世界，并且可以根据人类的意志对客观世界进行改造。

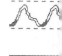

第一章 正常人体的结构及功能

第二节 诠译中医理论的精华

中医学理论，是古代哲学的朴素唯物辩证法思想在医学领域里的体现，中医学使中国医学从唯心论的神学中解脱出来，成为至今仍有效地指导着中医临床实践的医学科学。

中医学理论体系有两个基本特点——整体观念和辩证论治。中医学认为人体是一个完整的、统一的整体，而且必须与外界环境相适应。

一、阴阳学说

阴阳学说具有朴素的唯物主义内容和辩证法思想。"阴阳者，一分为二也"，是自然界一切事物对立统一双方的概括。

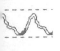

在中医学中，应用阴阳的属性，将人体的部位、组织、结构和生理活动，均分为阴阳两大类：如背为阳、腹为阴；六腑为阳、五脏为阴；上为阳、下为阴；左为阳、右为阴；热证为阳、寒证为阴；昼为阳、夜为阴；动者为阳、静者为阴……对人体的生理功能而言，阴指物质、阳指功能。

物质居于体内、功能表现于外。

阴阳是对立统一的，二者既互相对立，又互相依存。由于阴阳的互根互用，所以任何一方都不能脱离另一方而独立存在。阴阳对立的双方，在一定的条件下，可以各自向其相反的方向转化。在疾病的发展过程中，由阴转阳、由阳转阴的变化也是经常可见的。某些急性传染病，如中毒性肺炎、中毒性痢疾等，由于热毒极重，大量耗伤机体正气，在持续高烧的情况下，可突然出现体温下降、面色苍白、四肢厥冷、脉微欲绝等一派阴寒危象。这种病证变化，即属于由阳转阴的证象。如果抢救及时、处理得当，则正气可以恢复，四肢逐渐转温、阳气渐生、病情转危为安。

中医学认为，人体是一个有机的整体。人体的正常生理活动，是保持阴阳两个方面对立统一关系协调的结果。阴阳失调，就会导致阴、阳的偏盛或偏衰而发生疾病。由于疾病发生发展的根本原因是阴阳失调——脏腑的功能失调、体内的内分泌失调，机体内环境的平衡遭到破坏。所以，调整阴阳，补偏救弊，补其不足，泻其多余，促使其阴阳恢复至平衡状态——恢复体内阴阳的正常平衡状态，就是治疗的基本原则。中医组方，就是根据辨证，选择"虚则补之、实则泻之"的中药对疾病进行治疗，用中药调整机体各脏腑的功能，协调平衡。机体的新陈代谢恢复正常、机体的内环境恢复平衡稳定，疾病自然痊愈。

从某一个脏腑的功能来看，阳可以理解为"亢奋"，阴可以理解为"衰减"。阴虚则阳亢。以肾为例：由于肾阴和肾阳均以肾中精气为其物质基础，肾的阴虚和阳虚，本质上均是肾中精气的不足。肾阳虚表现为肾气不足和阳虚外寒的证候；肾阴虚则表现为肾精不足和阴虚内热的证候。根据"气为阳、血为阴"也可以理解为：肾阳虚为肾气不足——肾功能减弱；肾阴虚为肾血供应不足——肾缺血。

二、脏象学说

脏指深藏于体内的脏腑、组织器官；象指脏腑组织器官的功能，在机体外部的表现和征象。

脏象学说的主要内容：

一是阐述各脏腑组织器官的生理功能、病理变化及其相互关系。

二是阐述精、气、血、神、津液的生理功能、病理变化及其相互关系，以及它们与脏腑的关系。精、气、血、津液，是

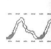

构成人体的最基本的物质，是脏腑生理活动的物质基础。神，是生命活动总的表现。

脏象学说以五脏为中心，一脏一腑、一阴一阳合为表里，由经脉相互络属。五脏，各有外候，与形体诸窍各有特定的联系。五脏的生理活动相互协调、相互促进、相互为用，并与精神、情志密切相关，且与自然界的环境因素紧密结合，从而保持着机体与外环境的相对平衡和稳定。

五脏与六腑的关系，是阴阳、表里互相配合的关系。五脏为阴、六腑为阳；阳者为表、阴者为里。一脏一腑、一阴一阳、一表一里，相互配合，由其经脉互为络属，生理功能相互联系，病理变化相互影响。

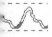

脏象学说中的脏腑，不仅仅是一个解剖学的概念，更重要的是，它概括了人体某一个系统的整个生理学和病理学概念。以"肾"为例：肾藏精，主生长、发育与生殖；主水、主纳气、主骨生髓，通于脑；其华在发、开窍于耳、司二阴，肾与膀胱相表里。肾病之后，出现生长、发育迟缓；阳痿或不孕；水肿、气喘、骨软无力、头昏健忘、发白早脱、耳聋耳鸣、二便失常等临床表现。脏象学说，则是从这些生理、病理现象的结合来概括"肾"，既是解剖学的肾，又包括了肾的功能以及由于肾功能的改变而产生的临床证候。由此，不难感悟中医理论的"博大精深"。

（一）五脏之间的关系

1.心与肺

心与肺同居上焦。心主血脉，上朝于肺；肺主宗气，贯通心脉。心主行血，肺司呼吸。心与肺，其实就是气与血的关系。血的运行，必须依赖肺气的推动；宗气要贯通心脉，又必须得到心的运载，才能敷布全身。若肺气虚弱、宗气不足，则运血不足、心血瘀阻，可出现胸痛、心悸、唇青、舌紫；若心气不足，心阳不振、血运不畅，则肺失宣降、肺气上逆，可出现胸闷、咳喘。

2.心与脾

心主血脉，脾统血，为气血生化之源。心血赖脾气健运而化生，脾气的运化功能又赖心血的滋养和心阳推动。血在脉内循行，既赖心气的推动，又靠脾气的统摄，使血行脉中而不致溢出脉外。若思虑过度，则不仅耗伤心血，而且影响脾的运化功能。脾气虚弱，运化失职，血的化源不足，或脾不统血、血液妄行，又可导致心血不足。若心气不足，血虚无以滋养于脾，则可致脾气虚弱。日久均可形成心、脾两虚，表现为心悸健忘、失眠多梦、食少乏力、腹胀便溏、面色萎黄、眩晕、出血。

3.心与肝

心主血、肝藏血；心主神、肝主疏泄，调节精神情志。心主血的功能正常，肝有所藏，才能发挥其贮藏血液和调节血量的作用；肝的疏泄功能正常，血行不致瘀阻，有助于血脉正常运行。心血足、肝血旺；肝得阴血濡养，疏泄才能正常。血液是神的物质基础，心、肝都赖血液的滋养。心、肝都以阳为用，情志所伤，多易化火伤阴。心、肝阴虚或心、肝火旺常相互影响，同时并见。表现为心悸心烦、惊悸不安、失眠多梦、急躁易怒等精神症状。

4.心与肾

心属火，位于上焦属阳；肾属水，位于下焦而属阴。从中医阴、阳、水、火的理论来看，在下者以上升为顺、在上者以下降为和。心火必须下降于肾，与肾阳共同温煦肾阴，使肾水不寒；肾水必须上济于心，与心阴共同涵养心阳，使心阳不

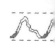

亢。这种心肾阴阳、升降的动态平衡，维持着心、肾生理功能的协调，中医称之为"心、肾相交"或"水、火既济"。如果这种心肾阴阳、升降平衡失调，则会导致心、肾的功能失去协调，而发生疾病。肾阴不足，导致心火偏亢，称为"心肾不交"，出现失眠心烦、心悸健忘、头晕耳鸣、腰膝酸软、遗精梦交。心阳不振，不能下温于肾，导致肾的阳虚水泛，称为"水气凌心"，出现心悸、水肿。

此外，因为心主血、肾藏精，精血互生。所以，肾精亏虚和心血不足常互为因果。又因为心主神，肾藏精、生髓通脑，所以，心、肾也与人的精神思维活动有关。故肾精亏虚和心血不足，均可见惊悸、健忘、失眠、多梦等症状。

5.肺与脾

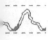

肺主气、通调水道；脾主运化，为气、血生化之源。肺与脾的关系，主要表现在气的生成和水液的输布两方面。肺吸入的清气和脾化生的水谷精气，是组成"气"的主要物质基础。脾能助肺益气，肺气有赖于水谷精气的不断充养，故有"脾为生气之源，肺为主气之枢"。肺的宣降和通调水道，有助于脾运化水液；脾转运水液于肺，不仅是肺通调水道的前提、也是肺中津液的来源。如果脾气虚损，则常致肺气不足；脾失健运，水液停聚，则生痰、成饮，影响肺的宣降，可见咳喘、痰多，故说"脾为生痰之源、肺为贮痰之器"。反之，肺病日久，可致脾的运化功能失常，或使脾气虚弱，出现纳食不化、腹胀、便溏，甚则水肿。

6.肺与肝

肺居上焦，其气肃降；肝居中焦，其气升发。肺与肝，主要表现在气机的调节上。肝升肺降，相互协调，是维持人体气机正常升降的重要环节。若肝升过或肺降不及，则可气火上逆，出现咳逆上气，甚则咯血，称为"肝火犯肺"。相反，肺失清肃，也可导致肝的疏泄不利，则在咳嗽的同时，出现胸胁胀痛、头晕头痛、面红目赤。

7.肺与肾

肺与肾之间的关系，主要表现在水液代谢、呼吸运动和肺肾阴液相互资生等方面。肾主水、肺为水之上源。肺的宣降和通调水道，有赖于肾的蒸腾气化；肾主水的功能又赖于肺的宣降和通调水道。若肺失宣降，通调失职，则必累及肾，可致尿少、水肿；而肾的气化失司，关门不利，则水泛为肿，也影响肺的肃降，而见喘促、咳逆、不得平卧。肺主呼气，肾主纳气，肺司呼吸需要肾的纳气作用来协助。肾气充盛，吸入之气才能经肺的肃降而下纳于肾，所以说"肺为气之主，肾为气之根"。肾的精气不足，摄纳无权，气浮于上；肺气久虚，损及肾，而致肾不纳气，均见气喘，动则加剧。肺阴充足，输精于肾，使肾阴充盛；肾阴为一身阴液之根本，肾阴充盈，上润于肺，使肺保持清宁。故肺肾阴虚常并见，出现骨蒸潮热、颧红、盗汗、干咳音哑、腰膝酸软。

8.肝与脾

肝主疏泄，脾主运化；肝藏血，脾生血、统血。肝与脾之间的关系，主要表现在消化和血液两方面。脾的运化有赖于肝的疏泄。肝的疏泄正常，脾的运化健旺。若肝失疏泄，就会影响脾的运化功能，引起肝脾不和。若脾失健运，则水湿内停，湿热郁蒸，使肝胆的疏泄不利。胆汁逆入血中，熏于肌肤，形成黄疸。肝血有赖于脾的滋生，脾气健运，生血有源，且统血不溢脉外，则肝有所藏。若脾气虚弱，生血无源，或脾不统血，失血过多，均可致肝血不足，最终形成肝脾两虚。

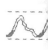

9.肝与肾

肝与肾同居中焦，肝藏血，肾藏精。肝与肾，主要是精与血的关系。血的化生，有赖于肾中精气的气化；肾中精气的充盛，有赖于血的滋养。精能生血，血能化精。精血相互滋生、相互转化，称为"精血同源"。肾精亏虚，可致肝血不足；反之，肝血不足，也可致肾精亏虚。

肝肾之阴也息息相通，相互滋生。肾阴能涵养肝阴，肝阴可资助肾阴。所以，肝肾阴虚常同时并见。肾阴亏虚，引起肝阴不足，阴不制阳而导致肝阳上亢；反之，肝火太盛又可下劫肾阴，使肾阴不足。由于肝肾之间的关系极为密切，所以又有"肝肾同源"之说。

（二）五脏与六腑的关系

1.心与小肠

心的经脉属心络小肠；小肠的经脉属小肠络心。心与小肠，通过经脉的相互络属而形成密切的联系。表现在病理方面，如心有实火，可移热于小肠，引起尿少、尿热赤、尿痛；小肠有实热，可循经上炎于心，出现心烦、舌赤、口舌生疮。

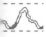

2.肺与大肠

通过经脉的相互络属，肺气肃降，有助于大肠传导功能的发挥。大肠传导功能正常，也有助于肺的肃降。肺失肃降，津液不能下传，可见大便干结；肺气衰弱，气虚推动无力，可见大便艰涩难行——气虚便秘。反之，大肠实热，肺气不通，又可影响肺的肃降，出现胸满、咳喘。

3.脾与胃

脾与胃以膜相连，其间有经脉相互络属。脾与胃运纳协调，升降相因、燥湿相济，共同完成饮食的消化、吸收及水谷精微的输布，故称脾胃为"后天之本""气血生化之源"。脾主运化、胃主受纳，二者协调配合，相互为用。脾气主升、胃气主降；脾宜升则健、胃宜降则和。脾升胃降，不仅是水谷精微输布和食物残渣下行的动力，而且是人体气机上下升降的枢纽。脾阳健则能运化、胃阴足则能受纳腐熟。脾燥胃润相互为用、相互协调。脾与胃在病理上也互相影响，如脾为湿困，运化失职、清气不升，即可影响胃的受纳与和降，出现纳呆、呕恶、脘腹胀满；饮食失节，食滞胃脘，浊气不降，也可影响脾的运化和升清，而见腹胀、泄泻。

4.肝与胆

胆附于肝，其间有经脉相互络属。胆汁来源于肝，胆汁的贮藏和排泄有赖于肝的疏泄；反之，胆的疏泄正常，胆汁排泄无阻，有助于肝发挥正常的疏泄作用。肝与胆生理上密切相关，病理上相互影响。肝病常影响及胆、胆病也常波及肝，往往肝胆同病。如肝胆火旺、肝胆湿热等。此外，肝主谋虑、胆主决断，谋虑后必当决断，而决断又来自谋虑。肝胆相济，相辅相成。

5.肾与膀胱

肾与膀胱同居下焦，通过经脉的互相络属而密切联系。肾为水脏，膀胱为水腑。膀胱的贮尿和排尿功能，依赖于肾的气化。肾气帮助膀胱气化津液，司"关门"的开合以控制尿液的排泄。肾气充足，固摄有权，膀胱开合有度，则小便排泄正常；肾气不足，若膀胱气化不利，则可见小便不利或癃闭；若膀胱失其约束，则可见尿频、小便失禁。

（三）六腑之间的关系

六腑之间的关系主要体现于饮水、食物的消化、吸收和废物排泄过程中的相互联系以及其相互之间的密切配合。

饮食入胃，经胃的腐熟和初步的消化，下传于小肠。在小肠进一步消化、吸收。同时肝胆以及胰腺分泌和排出胆汁、胰液进入小肠以助消化。经小肠泌别清浊，清者——水谷精微和津液，经脾的转输，营养全身；浊者为剩余的水分和食物残渣，水液经肾的气化，一部分渗入膀胱，形成尿液，排出体外；食物残渣下传大肠，经大肠吸收水液并继续向下传导，形成粪便，排出体外。由于六腑传化水谷需要不断地受纳、消化、传导和排泄，虚实更替，宜通而不宜滞，所以有"六腑以通为用""腑病以通为补"之说。

六腑之间在病理上也是互相影响的。如胃有实热，消灼津液，可使大肠传导不利，大便燥结；反之，大便燥结，大肠传导失司，影响胃的和降，使胃气上逆，出现恶心、呕吐。胆火炽盛又可犯胃，使胃失和降，出现呕吐苦水；脾胃湿热，熏蒸肝胆，可使胆汁外泄，出现黄疸等。

三、精、气、血、津液、神

（一）精

广义的精泛指一切精微物质，包括肾所藏的精、脏腑之精（酶或分泌素）、水谷精微（营养物质）以及自然界的精微物质（氧气）。用现代医学生物化学的观点来看，"精微物质"，其中一部分可以理解为"激素"类物质。

1.肾所藏的精

（1）肾上腺素及肾上腺皮质激素

肾上腺皮质所分泌的激素有：

①调节电解质的激素，如醛固酮，其主要作用是储钠排钾；

②调节碳水化合物代谢的激素，如皮质酮、去氢皮质酮、可的松、氢化可的松，这些激素能促进糖原异生，减少蛋白质的合成，减少肌肉应用糖的能力，并有抗炎症和抗变态反应的作用。

③性激素，主要是雄激素，能促使胡须和阴毛发育及青春发育期体格的高速度生长。

皮质还分泌微量的雌激素。皮质还有调节色素代谢及造血机能的作用。

（2）髓质分泌两种激素

①肾上腺素

作用：一是促使皮肤及腹腔内脏的血管收缩，同时使其他血管扩张，刺激心肌，使心跳加快，能引起心室性心率失调，心输出量增加，因而收缩压增高、脉压增大。二是刺激神经系统而使精神兴奋。三是增强代谢，使体温及基础代谢升高，促使肝糖原分解，血糖升高。四是使血液内嗜酸粒细胞减少。

②去甲肾上腺素

作用：一是促使周围血管收缩，因而使收缩压和舒张压同时升高，但对心肌无刺激作用，心跳不增快，心输出量也无明显改变。二是对神经系统、代谢和血液内嗜酸粒细胞的刺激作用不明显。

肾脏在缺血的情况下，会制造肾素——一种酶，能使血浆中的高血压蛋白原转变为高血压蛋白，对周围血管有加压作用。

2.胰腺

在胰腺的间质组织内有胰岛，它产生的激素即"胰岛素"，胰岛素有调节碳水化合物代谢的作用。它能转变葡萄糖为糖原，增加糖的氧化，抑制糖原的分解和糖质的新生。

3.性腺

男性有睾丸；女性有卵巢。它们所分泌的性激素均能促进男、女第二性征的发育，并能影响性机能及物质代谢。男、女两性的性激素，均受脑垂体促性腺激素和肾上腺皮质激素的影响。

4.垂体

垂体分泌的主要激素有以下几种。

（1）生长激素

生长激素的作用是：刺激组织细胞生长，对骨质和软骨细胞的生长有特殊的作用；刺激蛋白质的合成；抑制碳水化合物的代谢。

（2）促甲状腺激素

促甲状腺激素的作用是使甲状腺细胞肥大和增生，加速甲状腺素释放，增进甲状腺对碘的摄取和储存，促使甲状腺蓄积的无机碘转变成有机碘，促使甲状腺素的生物合成。

（3）促肾上腺皮质激素

促肾上腺皮质激素的作用是促进肾上腺皮质激素的生物合成和释放。

（4）促性腺激素

促滤泡激素：在女性，刺激滤泡成熟，并在促黄体化激素的协同作用下促使滤泡分泌雌激素；在男性，刺激曲细精管发育，促进精子成长。

促黄体化激素：在女性，刺激卵巢排卵和黄体形成；在男性，刺激睾丸内间细胞并促使其分泌睾酮，即雄激素，又称"促间细胞激素"。

促黄体激素或催乳激素：维持形成的黄体，促进黄体激素或黄体酮的产生，促使孕妇乳房分泌乳汁。此外，腺垂体还分泌促甲状旁腺激素、促胰岛激素。

神经垂体分泌加压素或称抗利尿素：能使血压增高和尿量减少。

催产素：刺激平滑肌，特别是对子宫肌有显著的收缩作用。

5.松果体

松果体具有抑制生长及性发育的作用。

6.甲状腺

甲状腺主要分泌甲状腺素，刺激自主神经系统，全面增高新陈代谢，促进碳水化合物、脂肪、蛋白质的燃烧，影响组织水分代谢，使体内水分排出增加，促进大脑发育。

7.甲状旁腺

甲状旁腺的激素有调节钙与磷代谢的作用，能影响神经系统的兴奋性，特别是神经肌肉装置的兴奋性。

8.胸腺

胸腺位于胸腔上部。在婴儿时期，胸腺占前纵隔的大部分，至青春期逐渐退化，但具有内分泌机能，且与其他内分泌腺有关。

综上所述不难看出，精是生命的原始物质——精微物质，也是人体生长、发育、生育繁殖及脏腑组织器官功能活动的物质基础。精是生命之源、生身之本也。

（二）气

气也是人体内不断运动着的具有很强活力的精微物质，是构成和维持人体生命活动最基本的物质。

气是各脏腑、经络和维持其生理活动的最基本的物质，也是其功能活动的概括，如脏气、腑气、心气、肺气、经络之气等。中医学中还有邪气、水气、六淫之气以及热入气分等其他含义。

"气"的生成来源有三个方面：肾中的精气——父母的禀赋，生来具有的精气；水谷的精气——由脾胃从饮食中化生；自然界中的清气——依赖肺的呼吸功能从空气中吸入。可见，"气"与先天的禀赋、后天的营养以及肺、脾、胃、肾的功能密

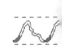

切相关。

"气"在人体内不断地运动，中医称之为"气机"。气的运动形式多种多样，基本归纳为升、降、出、入四种。气的升、降、出、入运动，推动和激发着人体的各种生理活动，而且只有在脏腑、经络等组织器官的生理活动中，才能得到具体的体现。如肺的呼吸功能：呼气为出、吸气为入；肺气宣发为升、肃降为降。脾胃的运化功能：脾主升清、胃主降浊。虽然各脏腑的生理活动体现的运动形式有所侧重，但从整个机体的生理活动来看，气的升和降、出和入，必须对立统一、协调平衡，即"气机调畅"。只有气机调畅，才能维持正常的生理活动。若气的升、降、出、入运动平衡失调，即"气机失调"，就会发生疾病。如肺失宣降、脾气下陷、胃气上逆、肝气郁结、心肾不交等。"气化"，是指通过气的正常运动，而产生的各种生理变化。气能促使精、气、血、津液的化生和相互转化。气的升降出入运动一旦止息，也就意味着生命活动的停止。

气的种类：

1.元气

元气又称"原气""真气"，是人体最基本、最重要的气。元气根源于肾，由肾中精气所化生，以秉承父母的生来之精为基础，又赖后天水谷精气的培育而成。元气的盛衰，与先天的禀赋及后天的营养和锻炼特别是心、肝、肺、脾、胃、肾的功能有关。元气是人体生命活动的原动力，元气充沛，脏腑、经络等组织器官的功能健旺，机体素质强健、少病。若因先天禀赋不足，或后天失调，或久病损伤元气，或过度限食减肥等，都会出现元气虚衰、脏腑虚弱、机体抗病无力而多病。

2.宗气

宗气又名"大气"，由肺从自然界吸入的清气和脾胃从饮水食物中运化而生成的水谷精气相结合而成。宗气的盛衰，与心、肺、脾胃的功能密切相关。

宗气的功能一方面是走息道行呼吸，另一方面是贯心脉以行气血。语言、声音、呼吸的强弱以及气血的运行、心搏的强弱和节律、肢体的寒暖等，均与宗气的盛衰有关。

综上不难看出，宗气与空气的质量（含氧量）和机体的营养状况密切相关。

3.营气

营气又称"荣气"，与血的关系密切。营气主要来源于脾胃运化的水谷精气，分布在血脉之中，成为血液的组成部分，运营全身，为脏腑、经络等组织器官的生理活动提供营养。营气即血液中的营养成分。

4.卫气

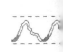

卫气来源于脾胃运化水谷的精气，由水谷精气中的"剽悍"——活力最强、卫外最有力的部分组成。肾中的精气，在卫气的生成过程中起着激发的作用。卫气的输布，又依赖于肺气的宣发，故说卫气本源于下焦、滋生于中焦、开发于上焦。卫气的作用，一是护卫肌表，抗御外邪；二是温煦脏腑、润泽皮毛；三是调节肌腠的开合、汗液的排泄，以维持体温的恒定。简而言之，就是产生和调整机体抗御疾病的能力。从生物化学的角度来理解，就是产生抗体，预防和控制疾病的发生、发展和蔓延。

营气和卫气，都是以水谷精气为主要的生成来源。营在脉中、卫在脉外，营主内守、卫主卫外。二者之间必须协调，才能维持正常的腠理开合、体温恒定和对疾病的防御能力。若营、卫不和，则可出现恶寒发热、无汗或多汗、抗御外邪的能力低下等。

5.浊气、病气、邪气

浊气可以理解为人体新陈代谢所产生的废气，如呼吸所产生的二氧化碳；肠道所产生的矢气；还有空气被毒物、垃圾、汽车尾气或工业所产生的废气、尘埃等污染而形成的污浊之气。

邪气可以理解为在自然界中，被细菌、病毒等致病微生物所污染了的空气、饮食、生活用品等。邪气进入人体后，会引起人体患病；人体在患病以后，各脏腑所表现出来的异常新陈代谢、所产生的废气，为病气，如呃逆、咳喘、胸腹胀气以及矢气等。

（三）血

血是构成人体和维持人体生命活动的基本物质。血必须在脉中运行，才能发挥其生理功能。若血在脉中运行受阻，或溢出脉外成为"离经之血"，则不仅丧失其生理功能，而且会成为致病因素。

血的生成主要来源于脾胃化生的水谷精微，与肺吸入的清气相结合，通过心肺的气化作用，注之于脉，化而为血。故说脾胃为气、血生化之源。若饮食营养长期摄入不足或脾胃功能长期失调，则可导致血的生成不足，而形成"血虚"的证候。

血在脉中循环运行，心气是推动血液运行的主要动力。血液的正常循行，决定于气的推动和固摄作用的协调与平衡。心主血脉、肺主宗气和朝会百脉；肝主疏泄、肝藏血、脾统血等，是推动和促进血液运行的重要因素，也是固摄和调节血液运行的重要因素。若推动因素增强，或固摄作用不足，则血的运行变速，甚则溢出脉外，导致出血；反之，则血的运行变缓，可出现滞涩、血瘀等病证。

血有营养和滋润全身的功能，又是"神"的物质基础。全身的脏腑组织器官，无一不是在血的润养作用下，而发挥其各种生理功能的。"肝受血而能视、足受血而能步、掌受血而能握、指受血而能摄……"血的润养作用，又可从面色、肌肉、皮肤、毛发、感觉和运动等方面反映出来。血虚时，血的营养和滋润作用减弱，机体除脏腑功能低下外，还可见毛发干枯、肢体或肢端麻木、运动不灵活等。

血也是神的主要物质基础。血气充盛，血脉和利，则精力充沛，神志清晰，思维敏捷；若血虚、血热或血运失常，则可见精神萎靡、健忘、失眠、多梦、烦躁甚至精神恍惚、惊悸不安，以至谵妄、昏迷。

（四）津液

津液是人体一切正常水液的总称，包括各脏腑、各组织器官以及各种组织细胞的内、外液，还有各组织器官正常的分泌物。如肺津、胃液、肠液、胆汁及涕、泪、汗液、尿液等。津液也是构成人体和维持人体生命活动的基本物质。津液，源于饮食水谷，有赖于脾胃而生成。津液的输布，主要是通过脾的运化、肺的通调水道和肾的蒸腾气化以及肝的疏泄、调畅气机进行的；与三焦的决渎、通利水道有关。

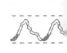

肺为水之上源，主行水、通调水道。肺通过宣发输津液而布散全身；通过肃降将多余的及含浊的水液下输于肾及膀胱或皮肤汗腺，排出体外。脾主运化，一方面将饮食水谷中水液的清者运化为津液，灌溉全身；另一方面，将多余及含浊的水液转输到肺。肾主水，主津液，对津液的生成、输布和排泄也起着极其重要的作用。尿液的排泄，对全身津液的代谢平衡，起着主要的调节作用。

津液的代谢，依赖于各脏腑组织器官的功能协调。如果因肺、脾、肾的功能失调，破坏了津液代谢的平衡，则会出现伤津、脱津（脱水）、津液不足的现象；或因水湿、痰饮等造成津液环流障碍，又会发生水肿、腹水、盆腔积液、胸腔积液等水液停聚的病证。

津液还有滋润和濡养的功能。津液能润泽皮毛、肌肤，滋润和润养各脏腑组织器官，滑润和保护眼、鼻、口等孔窍，充养骨髓、脊髓、脑髓及滑利关节等。

津液是血液的重要组成部分，同时又有滋养和滑利血脉的作用。从生物化学的角度看，津液就是血浆或组织液。通过生物膜的渗透作用，进、出于血脉或经络，循环于组织器官及组织细胞内、外。

津液在其自身的代谢过程中，通过汗液和尿液的排泄，将人体各处的代谢废物不断地排出体外。

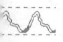

（五）神

神是机体生命活动、机体各脏腑组织器官机能状态的外在表现。机体的生命活动，也可以通过神色、精神意识、语言动作等来体现。神也指人的精神状态，包括意识、思维、情志、感觉、领悟、智慧等。

神，以精、气、血、津液为物质基础。生来之精是神的基始；后天的精气是神的给养。中医学认为，形神合一。形乃神之宅，神乃形之主。形存则神在，形亡则神灭。

神为心所主，总领各脏腑的功能活动。精神活动直接影响人体的健康。七情和调，精神内守，脏腑功能正常，人体强健；七情太过，气血失和，脏腑功能失调，易于患病。

人体精气充足，血脉充盈，生命活动健旺，神气表现旺盛，可见精力充沛，面色红润光泽，两眼炯炯有神；反之，精气不足，血脉空虚，脏腑功能失调，神气表现衰败，可见精神萎靡，面无光泽，目无神采。因而中医观察神气，可以判断人体的健康状况及病势的轻重。

（六）精、气、血、津液、神的关系

1.气为血之帅

气能生血，气足则血充，气虚则血虚。

气能行血，气行则血行。气虚、气滞则可致血瘀；气机逆乱，则血妄行。

气能摄血，气对血在脉中循行有固摄作用。若气虚不能摄血，则可致出血。

2.血为气之母

血能载气，血是气的载体，气必须依附于血。若气失去依附，则浮散无根而发生气脱。

血能生气，血为气的功能提供营养，使气不断得到补充。血虚时，气也易衰。

3.气与津液的关系

（1）气能生津

津液的生成，主要依赖胃的"游溢精气"、脾气的运化、肺气的通调水道和肾的气化。

（2）气能行津

津液的输布和排泄，全赖于气的升降出入运动。气虚、气滞可致津液停滞；津液停滞，又可致气机不利。二者互为因果。

（3）气能摄津

气的固摄作用控制着津液的排泄，使体内的津液保持一定的量，维持体内的津液平衡。气虚固摄无力时，可致多汗、漏汗、多尿、大吐、大泻等病证。

（4）津能载气

气也依附于津液。在多汗、多尿、大吐、大泻等津液大量丢失时，则可出现气随津脱、虚脱、脱水或酸、碱中毒。

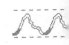

4.血与津液的关系

血与津液都来源于水谷精气，二者可互相渗透、互相转化，故有"精血同源"之说。

失血过多时，脉外的津液大量渗注于脉内，可导致脉外的津液不足，出现口渴、尿少、皮肤干燥，称为"耗血伤津"；津液大量耗损，不仅渗入脉内的津液不足，甚则脉内血的一部分也可渗出脉外，形成血脉空虚，称为"津枯血燥"。

5.精与气、血的关系

精能化气、气能生精，精与气相互滋生、相互依存。精能生血、血能化精，精与血相互滋生、相互转化，故也称为"精、气、血同源"。

（七）五行学说与精、气、血、神

1.五行学说

中医学以金、木、水、火、土——与人类生活有关的自然界事物"比类取象"，来阐述人体各脏腑组织器官之间的相互联系、相互协调以及相互制约的关系。五行学说是中医学在两千多年前，运用古代朴素的辩证唯物主义哲学思想，对人体的生理、病理现象以及脏腑间的关系所进行的形象的理解和分析，揭示了脏腑之间，精、气、血、津液之间以及精、气、神之间的相互依存、相互滋生和相互转化的关系，以此来保持人体内环境的平衡及与自然界的相互适应，以及各脏腑组织器官间的生、克、制、化关系，即由神经系统通过体液成分的改变，对各脏腑组织器官的功能状态所进行的调节。相生（反馈）——促进、助长、资生的作用；相克（负反馈）——制约的作用。

2.精、气、血、津液是神的物质基础

神是精、气、血、津液生理活动、病理变化的外在表现。精神内守，神气旺盛，精、气、血、津液才能正常化生和转化；反之，精、气、血、津液化生不足或转化失常，也可导致精神失守、神气衰败。

由于精、气、神对人体极为重要，故合称为"三宝"。

（八）经络学说

经络学说，是中医学理论的重要组成部分，是针灸学的理论核心。经络学说，是古代医学家在长期的医疗实践中积累、发现、产生和发展起来的医学科学。经络学说，是研究人体经络系统的生理功能、病理变化以及与脏腑之间相互关系的学说。《灵枢·经脉》说："经脉者，所以能决生死，处百病，调虚实，不可不通。"

经络是人体运行气血、联络脏腑、沟通内外、贯穿上下的径路。"经"有路径的含义，是经络系统的主干；"络"有网络的含义，是经脉别出的分支。从经络循行的走向来看，经脉是直行的干线，络脉是横行的分支。从经络分布的深浅来看，经分布在较深的部位，络分布在较浅的部位。络脉中浮行于浅表部位的称为"浮络"，络脉中最细小的分支称为"孙络"，孙络遍布全身。经络内属于脏腑，外络于肢节，沟通于脏腑与体表之间，把人体的五脏六腑、四肢百骸、五官九窍、皮肉筋骨等组织器官联结成一个有机的整体，在大脑神经系统的统一指挥下，使人体各部的功能活动保持着相对的协调与平衡。

经络理论在生理、病理、诊断、治疗、预防等各个方面，都具有很重要的临床意义。它贯穿于中医学的整个理、法、方、药之中，是指导临床实践的基础理论。

十二经脉包括：手三阴经（肺、心包、心）；手三阳经（大肠、三焦、小肠）；足三阴经（脾、肝、肾）；足三阳经（胃、胆、膀胱）。它们是经络系统的主体，称为十二正经。

十二经别是从十二经脉所别出的正经。

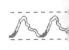

奇经八脉，是督脉、任脉、冲脉、带脉、阴跷脉、阳跷脉、阴维脉、阳维脉的总称。

十二经筋是十二经脉之气、结聚散络于筋肉关节的体系，主要作用是约束骨骼、利于关节的屈伸活动，以保持人体正常的运动功能。

十二皮部是十二经脉在体表一定皮肤部位的反映区，居于人体最外层，是机体的卫外屏障。

十五络脉可以加强表里、阴阳两经的联系与调节。浮络、孙络遍布全身，难以计数。

《灵枢·本脏》说："经脉者，所以行血气而营阴阳，濡筋骨、利关节者也。"说明气血必须依靠经络循行不息的运行、输注，才可以保证全身各脏腑组织器官正常的功能活动密切配合、协调一致。

"经络"到底是什么组织，既分布得如此广泛，又具有如此重要的生命价值和如此神奇的临床意义？

其实，从组织解剖学的角度来分析，经络就是组织器官之间、肌群肌束之间乃至组织细胞之间的间隙，是组织液（津液）在其间有序流动的径路。经络之中运行的津液及其所含的物质，通过细胞膜、肌膜、骨膜、筋膜、黏膜、内膜、包膜、被膜、胸膜、腹膜、肺泡膜、心包膜、脑脊髓膜等生物膜组织，与血液进行物质交换、信息交流并传递指令——参与机体的新陈代谢。人体正常的生命活动、劳动、运动和正常范围内组织器官之间所形成的压力——生理压力，则是推动津液正常运行的动力。津液（组织液）在组织器官之间、肌群肌束之间、关节腔内以及口、鼻、眼、阴道等孔窍，皮、毛等部位，又起着润滑和濡养的作用。

"奇经"是十二经脉之外的特殊通路，与十二正经不同，既不直属脏腑，又无表里相配，"别道奇行"。八脉为任脉、督脉、冲脉、带脉、阴跷脉、阳跷脉、阴维脉、阳维脉，故称奇经八脉。奇经八脉的生理功能，主要是沟通十二经脉，是十二经脉之间的联系，并对十二经脉的气血有蓄积和渗灌的调节作用。八脉之中，冲、任、督三脉均起于胞中，同出会阴，称为"一源三岐"。其中任脉行于胸腹部正中，能总任一身阴经，故称为"阴脉之海"。督脉行于腰背正中，能总督一身阳经，故称为"阳脉之海"。冲脉并足少阴肾经挟脐而上，十二经脉均来汇聚，故称"十二经之海"，亦称"血海"——从解剖学的角度上来分析，所谓的"十二经之海"即"纵隔"和心脏。

其中任、督二脉上行相接于唇内，合而为一、分而为二。由于任、督二脉各有其循环的部位和所属的腧穴，故与十二经相提并论，合称"十四经"。

阴维脉起于小腿内侧，沿腿股内侧上行，与六阴经相联系，至咽喉与任脉会合，主一身之里；阳维脉起于足跗外侧，沿股脐外侧上行，与六阳经相联系，至颈后与督脉会合，主一身之表。二维脉维络一身表里之阴阳，进一步加强了机体的统一性。

阴跷脉起于足跟内侧，随足少阴肾经等经上行，至目内眦与阳跷脉会合。阳跷脉起于足跟外侧，伴足太阳膀胱经等经上行，至目内眦与阴跷脉会合，与足太阳膀胱经上额，于颈后会合足少阳胆经。二跷脉主宰一身左右的阴阳，共同调节肢体的运动和眼睑的开合。

带脉——很显然是横膈。横膈起于胁下，束腰而前垂，统束纵行诸经。将人体分为上焦——横膈以上，包括头面部、颈部、胸部心肺和纵隔，上焦主宣发卫气，敷布水谷精微和津液，如雾露之灌，故称上焦如雾；中焦——横膈以下，包括

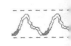

肝、胆、脾、胰、胃、肾及大小肠——中焦如沤，中焦主受纳腐熟水谷，化生气血，泌别清浊；下焦——盆腔，包括输尿管、膀胱、直肠以及内、外生殖器——下焦如渎，下焦主泌别清浊，疏通、排泄糟粕。

大脑是人体的"司令部"，各组织器官的生理活动，都由大脑神经统一指挥；胃是人体饮水食物的"加工厂"；肝是人体的化工厂；肾是人体的"污水处理厂"；人体各组织、器官，通过十二经、十五络和奇经八脉的相互联系、相互沟通和协调，使人体成为一个精密、完整、统一的有机整体。

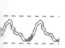

综上所述可以看出，经络系统就是组织间隙，就是淋巴系统。淋巴系统，是闭锁的管系统，淋巴管始于组织内的毛细淋巴管，起始为盲端，管壁由单层细胞组成。皮肤的浅淋巴管在皮下脂肪组织中，各器官的浅淋巴管经行于器官浅层，深淋巴管在诸肌之间或器官内部，多伴随动脉行进。全身的浅、深淋巴管，最后合流为左、右两大干。右侧的称为淋巴导管；左侧的称为胸导管。此两大干分别合于同侧颈内静脉与锁骨下静脉汇合的部位，进入血液循环。淋巴系统是经络系统的一部分，是经络的中枢部分。其中的淋巴液，则是津液（组织液）。

在新陈代谢过程中，因为静脉的压力低于动脉，所以通过渗透或弥散进入静脉的仅是组织液成分的一部分，而另一部分，则经过渗透或弥散作用，由经络（组织细胞间隙）进入毛细淋巴管中，再经淋巴、经络最后进入血液循环。经络（淋巴）系统在生理上有重要作用，就是经络（淋巴）可以诱导组织中的过剩水分和代谢产物，经淋巴、经络系统进入血液循环，或吸收再利用或排出体外。另外，淋巴结除产生淋巴细胞外，还有滤过淋巴的作用。凡毛细淋巴管自组织中摄取的细菌、病毒，都可被其扣留或消灭，免致蔓延全身。所以，经络还有抗御外邪、保卫机体的作用。《灵枢·经脉》说："经脉者，所以能决生死，处百病，调虚实，不可不通。"经络通畅，物质交换完全彻底，不致在组织间隙有蓄积，则组织器官机能健旺，机体自然健康、有活力。

淋巴、经络与血液循环，如此有机地连接，在机体内形成完整、完善而且完美的物质交换、循环网络。经络（淋巴）系统在血液循环的过程中，起运河、水库的作用，对血液循环进行协助和调节，在神经系统的调控下，将机体连接成协调共济的有机整体，周而复始、循环往复地进行物质供应和废物排泄，维持机体的新陈代谢——人体正常的生命活动。

第三节　人体发病的原因

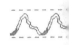

一、疾病

疾病就是由于各种致病因素，使体内的环境（平衡）发生了改变，使机体某组织器官的新陈代谢出现了异常，从而产生了各种不舒适感，或者发生了病理改变。

（一）致病因素

1.内因

喜、怒、哀、乐、忧、思、悲、恐、惊等情绪（精神状态）的改变，引起体内各组织器官的内分泌功能发生改变，致使体内内分泌平衡失调，导致机体出现疲乏无力、精神萎靡不振、头痛、失眠、不思饮食等不舒适感。

起居无常、饮食不节都可以致病。要保持身体健康，劳、逸要有合理的安排，饮食、情志要有适度的节制。否则，暴饮暴食、起居无常，都会降低机体的抵抗力，影响脏腑的功能而患病。

痰饮和瘀血，都是脏腑功能失调所产生的病理产物。

痰饮是水液停聚，不能正常布散、流通和排泄而造成的，多为肺、脾、肾三脏功能失常，影响了水液的正常输布所致。

由于气虚、气滞、血热、血寒等因素，造成血液运行不畅，或血行受阻，致血液滞留于经脉、组织之中；或体内留存有离经之血（跌、打、损伤）未能消散者，即为瘀血。

痰饮、瘀血作为病邪，直接或间接地作用于某些脏腑组织，引起组织器官功能失常，从而导致疾病。

2.外因

风、寒、暑、湿、燥、火，是自然界六种不同的气候变化。人体在正常情况下，有适应外界气候变化的调节能力。如果气候反常、变化急剧，超过了人体的调节适应能力；或人体的抵抗能力低下，不能适应气候的急剧变化，"六气"则成为"六淫"而致病。六淫邪气多侵犯肌表，或从口鼻而入，故称"外感"病。

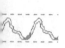

由于脏腑功能、气血津液的失调，机体自然也会出现风、寒、暑、湿、燥、火的证候，它们则被称为"内风、内寒、内燥、内湿、内热、内火"。

细菌、病毒、真菌、支原体等病原微生物侵入人体，或环境、食物被污染都可以致病。被污染的食物，通过消化道进入人体，被胃、肠道吸收，通过血液、经络散布到全身，引起发烧、全身酸痛、恶心呕吐、乏力、腹泻等。如果通过呼吸道进入人体，首先出现咽痛、扁桃体红肿化脓、鼻塞流涕、打喷嚏、咳嗽等上呼吸道感染的证候。待感染通过细支气管、肺泡进入血液或经络时，则会很快扩散至全身，出现咳嗽痰多、胸闷气喘、乏力、发烧、不思饮食等全身症状。如果是通过阴道、尿道、皮肤或损伤进入人体，也会很快进入血液，通过血液或经络，遍布全身。

很多细菌、病毒、支原体、霉菌等病原微生物，致病后具有传染性，中医称之为"疫疠"。有的发病急剧、病情险恶、传染性强、死亡率高，有的有季节性，还有的则是通过"性关系"传播。

（二）发病机理

1.生命在于运动

气滞、血瘀、痰饮等病邪的产生，都与缺乏运动有关。人体在运动时，各脏腑组织器官的功能，都处于高度活跃和兴奋状态，心、肺、肝、脾、肾的代谢功能都很旺盛，消化吸收功能也会加强，肠蠕动加快，大小便的排泄自然通畅。营养吸收充分、废物排泄顺畅，身体自然很健康，精、气、神十足。

坚持适合自己的体育锻炼，饮食有节、起居有常。科学健康的生活方式，是健康长寿的秘诀。健康掌握在自己手中。

2.气滞、血瘀、痰湿等病邪产生的机理

气与血相互依存，相互滋生，相互制约。气足则血充，气虚则血虚。"气为血之帅"，气行则血行，气滞则血瘀。血的循行有赖于气的推动，气虚、气滞则可致血瘀；气机逆乱，则血妄行。"血为气之母"，血能载气，血是气的载体，气必须依附于血。若气失去依附，则浮散无根而发生气脱。所以，大出血时，往往气随血脱。而且气对血在脉中循行有固摄作用，若气虚不能摄血，则可致出血。由于血为气的功能提供营养，使气不断得到补充，所以，血虚时气也易衰。

气与津液的关系是气能生津。津液的生成，主要依赖脾胃的运化、消化吸收，肺气的通调水道（肺循环）和肾的气化（对水液的过滤和重吸收）。

有关脏腑之气虚衰，均能影响津液的生成，而致津液不

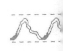

足。津液的输布和排泄，全赖于气的升、降、出、入运动，主要是肺气的宣降、脾气的运化和肾气的气化蒸腾。气虚、气滞，可致津液停滞，称为"气不行水"。津液停聚，又可致气机不利，称为"水停气滞"。二者互为因果。

气能摄津——气的固摄作用控制着津液的排泄，使体内的津液保持一定的量，维持津液的代谢平衡。气虚固摄无力时，可致多汗、漏汗、多尿、遗尿。

津能载气——津液也是气的载体，气也依附于津液。若多尿、多汗、大吐、大泻等津液大量丢失，则可出现气随津脱。

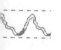

血和津液都来源于水谷精气。二者可以相互渗透、相互转化。津液渗注于脉内，即成为血液的组成部分；血的一部分渗于脉外，又化为津液，故有"津血同源"之说。失血过多，脉外的津液大量渗注于脉内，可导致脉外的津液不足，出现口渴、尿少、皮肤干燥，称为"耗血伤津"；津液大量耗损，不仅渗入脉内的津液不足，甚至脉内血的一部分也可渗出脉外，形成血脉空虚，称为"津枯血燥"——脱水。

汗液由津液所化生，所以失血的患者不宜采用汗法；多汗夺津或津液大亏的患者，也不可轻用破血、逐血之剂。

"精"是生命的原始物质，是构成人体的基本物质，是脏腑组织器官功能活动的物质基础。精能化气，气能生精；精能生血，血能化精。精与气、血相互滋生，相互转化，相互依存。精、气、血、津液，是"神"的物质基础；神是精、气、血、津液生理活动、病理变化的外在表现。

"神"正常，精神内守，神气旺盛，精、气、血、津液才能正常化生和转化；反之，精、气、血、精液化生不足，则可导致"神"紊乱，精神失守，神气衰败。

精、气、神对人体极为重要，故合称"三宝"。

由于精、气、神、血和津液之间存在相互滋生、相互转化、相互依存的关系，所以，它们之间的平衡一旦失调，即会导致发生疾病。

3.经络的作用

经络是人体运行气血、联络脏腑、沟通内外、贯串上下的径路，津液在其中有序地流动，把营养物质和氧气带到身体的各个部位，营养组织细胞；把代谢废物及死亡细胞，带到排泄器官，适时地排出体外。

如果机体被病原微生物污染：

（1）细菌、病毒、支原体等致病微生物从呼吸道吸入人体，首先在上呼吸道——咽喉、鼻腔、气管等处着床、繁殖，则造成局部组织充血、水肿、渗液等现象，人体则出现感冒症状：如打喷嚏、流鼻涕、咳嗽、咳痰等；细菌、病毒及所产生的内、外毒素则通过黏膜弥散、渗入经络，开始仅造成局部组织红、肿、热、痛。如果继续发展，细菌、病毒及其毒素，由经络进入血液（菌血症），则出现全身症状——发冷发烧、头痛、全身酸痛、倦怠乏力、不思饮食等。如果治疗不及时或不彻底，或由于患者健康状态不良、抵抗力低下，或者疾病未得到彻底治愈，则会在局部形成慢性损害——如：慢性鼻炎、鼻窦炎；慢性咽炎、慢性扁桃腺炎；慢性气管、支气管炎；慢性小支气管、肺泡肺炎等；随着年龄的增长、时间的推移，可出现肺气肿、肺不张、慢性阻塞性肺部疾患等。如果细菌、病毒及内、外毒素随血液在心、肾、关节等处造成损害，则会引起细菌性心内膜炎、病毒性心肌炎、心包炎，急、慢性肾炎，急、慢性关节炎等疾患。患病时治疗不及时，或未能彻底治愈，慢性病灶可伴随终生。

（2）如果细菌、病毒等致病微生物污染了饮水、食物，从

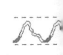

消化道进入人体，并在胃、肠道着床、繁殖，则可引起胃、肠黏膜充血、水肿、渗液等改变，出现恶心、呕吐、腹泻、腹痛等症状；进一步渗透、弥散进入胃、肠道肌层，乃至浆膜层，则形成溃疡或穿孔。如果没能得到及时、有效的治疗，细菌、病毒及其内、外毒素，则渗入腹腔或被吸收进入血液，而出现发冷发烧、腹痛腹胀、头痛、全身酸痛、呕吐、腹泻加剧等症状。继之出现脱水、酸中毒，严重者可危及生命。如果治疗不彻底或抵抗力低下，慢性溃疡可以持续终生。如果溃疡面继续扩大、发展，组织细胞缺血、缺氧，会使染色体发生突变——癌变。溃疡可发展成为食道癌、胃癌或肠癌等癌症。

（3）如果细菌、病毒、霉菌、支原体等病原微生物从泌尿生殖系统进入人体，则出现尿频、尿急、尿痛等症状；女性白带量多、色黄、有异味，腰痛、小腹疼痛；男性尿道分泌物增多、尿道口发红、有异物感及腰痛、小腹疼痛。继续发展，女性则出现月经不调、量多或量少、痛经，甚至闭经；输卵管积水、输卵管粘连不通；盆腔积液、慢性附件炎、盆腔炎等；男性则出现前列腺炎或前列腺肥大、精液常规异常，继之均可出现不育现象。

（4）耳、鼻、眼等孔窍以及皮肤破损处被污染，也可以引起局部组织感染，出现局部组织红、肿、热、痛等症状。如果治疗及时，感染被控制、痊愈。如果感染扩散，进入周围组织间隙——经络，则出现破损组织周围蜂窝组织炎。如果未能得到及时、有效的治疗，则感染物进入血液，同样可以造成"菌血症"，继而出现全身症状。

（5）细菌、病毒、霉菌、支原体、衣原体等病原微生物进入血液，称为"菌血症"。致病微生物可以随血液在身体的任何部位着床，在着床部位形成病灶。由于感染部位和感染源不同，可以发生不同的疾病。如：急、慢性骨髓炎、脑炎、脑膜炎、腹膜炎、胸膜炎、肝炎、肾炎、胆囊炎、胰腺炎、甲状腺炎、肾上腺炎、淋巴结炎等多种疾病。如果病原微生物在血液内生长、繁殖，则称为"败血症"。败血症常常会危及患者的生命。发病后如果及时治疗，疾病得到控制，大部分病原微生物会被杀灭，疾病被治愈。如果治疗不及时、不彻底，用药时间、用药量不足或机体抵抗力低下，则都可以使疾病变为"慢性"，经久不愈，如慢性扁桃体炎；慢性淋巴结炎；慢性甲状腺炎——由于甲状腺受到的损害不同，功能的改变也不同，临床上表现有"甲亢"或"甲低"；慢性骨髓炎——如果影响了骨髓的造血功能，则可发生"再生障碍性贫血""白血病""血小板减少综合征"以及"全血细胞减少——贫血"等血液性疾病。疾病的急性期治疗过后，未彻底治愈的潜在慢性病灶，若因机体生活规律被打乱、生活环境发生改变或机体抵抗力下降，则未被杀灭的细菌、病毒等致病微生物会再次活跃起来，继续生长、繁殖，引起疾病再次发作——慢性病急性发作。如果慢性病灶在体内某器官长期持续存在，则影响该脏腑、组织器官的生理功能，机体的健康状态则受到影响，使之长期处于"亚健康"状态——虽无大碍，但缺乏精、气、神。

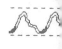

（6）血液中的病原微生物以及它们与抗体结合所产生的复合物，会刺激血管壁，致使血管壁变粗糙，血液中的"胆固醇"在粗糙面上沉积，形成"粥样斑块"，继而影响血管壁的弹性，影响相关组织的供血。久而久之，粥样斑块越结越多、越结越大，血管壁肌层组织缺血、缺氧、变硬，血管壁弹性越来越差——血管硬化。因为血管硬化在动脉出现较早，且对组织器官供血影响较大，所以通称"动脉硬化"。因为动脉粥样硬化、血压增高与很多疾病共存，所以，动脉硬化、高血压就成了"多发病、常见病"。

（7）胰腺发炎后，急性期很凶险。一旦治愈，常变成慢性胰腺炎。胰岛细胞常被炎性复合物所破坏或覆盖，胰岛细胞功能受到影响，致使糖代谢失常，即发生"糖尿病"——"1型糖尿病"；如果是由于炎性复合物覆盖了其他组织器官，使其对"胰岛素"失去了敏感性，而影响了糖代谢，即为"2型糖尿病"。因为"胰腺慢性病灶"在体内的存在很常见，体内常有少量致病微生物被包含。若生活条件或生活环境发生改变，如：感受风寒、暴饮暴食或加班、劳累、出差、旅游等，致使机体抵抗力下降，常常都会诱发慢性或隐性胰腺的炎症发作，影响了胰腺的正常生理功能，从而导致了糖尿病的发生。目前，青年、少年患者也很常见。

（8）慢性炎症常可以使胆囊壁增厚、胆囊的内壁变粗糙，致使炎性细胞及其复合物，在胆囊内侧壁上赘生，形成"胆囊息肉"——慢性胆囊炎。慢性炎症致使胆汁排泄受阻、变缓，胆汁在胆囊内蓄积，胆汁内的盐类结晶沉积在胆囊壁的粗糙面或息肉上，则形成"胆结石"。在肝内胆管，也可以形成"胆管结石"。同样的道理，尿液在肾脏和输尿管，也可以形成"肾结石""输尿管结石"。

综上所述不难看出，人体被病原微生物所感染发生炎症，是一切疾病致病的"罪魁祸首"。人类生活在微生物的包围之中——空气中存在着无数微生物，其中不乏致病微生物。人类要想健康，一方面要远离致病微生物的袭扰，严格掌控自己的行为，避免接触特异性致病微生物；另一方面要增强机体的抗病能力，及时接种"计划免疫疫苗"和各种其他疫苗。饮食营养要均衡、积极参加各种体育锻炼和适当的体力劳动，随时调控自己的心态，保持积极向上的心理状态——友爱、善良、宽容、大度、知足、乐观，养成良好的饮食、起居习惯，这些就是少生病的根本"法宝"。人不生病是不可能的，但生病后，一定要及早发现、及时治疗，并且治疗要坚持到治愈，不要让疾病在身体里潜藏变成慢性病或遗留潜在的慢性病灶。

随着年龄的增长，致病菌的反复侵入、各种疾病的反复发作，都会给机体的不同部位造成不同程度的损害。由于日积月累，病理损害逐渐扩展、延伸，影响了脏腑——组织器官的生理功能。组织间隙——经络中的病理性物质、致病菌和抗体的免疫复合物，以及死亡的细胞（生物垃圾），越积越多。由于这些垃圾的堆积，经络的通畅受到阻碍，使脏腑（组织器官）的供应和排泄逐渐减缓——临床出现气滞、血瘀等证象。气滞血瘀，使新陈代谢变得越来越缓慢，机体的生理功能越来越低下，人体就逐渐变得越来越衰老。

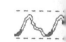

第二章　人体与疾病

第一节　疾病的分类

一、疾病的分类

根据致病因素，疾病可分为：

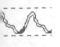

1.损伤性疾病

损伤性疾病包括跌打、损伤、皮肤破损等。临床必须根据不同的致病原因，以及不同的临床表现，确定不同的治疗原则，选择不同的方法进行各种治疗。

2.感染性疾病

对于感染性疾病，在有条件的医院，对有等待时间的患者，必须做"致病菌培养"。为不延误治疗，开始可选用广谱抗生素配合各种必要的治疗。待有了培养结果，即改用敏感抗生素，积极治疗，既提高疗效，又缩短疗程。

3.心理疾病

由于喜、怒、哀、乐、忧、思、悲、恐、惊等情绪的变化，或因饮食、起居、生活环境的改变，而引起脏腑——组织器官的生理功能发生了改变，使机体抵抗力下降，所导致的各种临床表现，即心理疾病。心理疾病应该采取心理疏导和中药调理方法治疗。

二、根据临床疾病的解剖部位及生理功能分类

1.呼吸系统疾病

呼吸系统疾病是指上呼吸道（鼻、咽、喉）、下呼吸道（气管、支气管、小支气管和肺泡）等部位的疾病。

2.循环系统疾病

循环系统疾病是指心脏、血管系统的疾病。

3.神经系统疾病

神经系统疾病是指神经中枢（脑、脊髓）、周围神经的疾病。

4.消化系统疾病

消化系统疾病是指口、舌、食道、胃、肝、胆、胰、脾、肠道、肛门等处的疾病。

5.泌尿系统疾病

泌尿系统疾病是指肾、输尿管、尿道的疾病。

6.生殖系统疾病

男性是指尿道、睾丸、前列腺的疾病。

女性是指外阴、阴道、宫颈、子宫、输卵管、卵巢、盆腔等处的疾病。

7.内分泌系统疾病

脑垂体、松果体、甲状腺、甲状旁腺、胸腺、肾上腺、胰腺、性腺等腺体，都是内分泌腺。它们的生理功能发生改变，都可以引起机体内分泌失调，发生疾病。现代医学发现，心脏等很多组织器官，也都有内分泌功能。

8.造血系统疾病

在正常情况下，血液细胞是在骨髓、淋巴系统和网状内皮系统内生成的。造血系统疾病指骨髓、淋巴系统和网状内皮系统的疾病。

中医则以"三焦"定位将疾病分类

上焦指膈肌以上的胸腔——心、肺、气管、食管等；中焦指横膈以下的腹腔——肝、胆、胰、脾、胃；下焦指大肠、小肠、盲肠、肾、膀胱、子宫、附件以及泌尿生殖器官等。

三、根据病程和临床表现的特点等分类

一是病程短、临床表现急剧的，为急性病。

二是病程长、临床表现缓和的，为慢性病。

三是传染性疾病。有烈性传染病和一般性传染病之分，也有以季节性或地方性集中发病为特点的传染病，以及性传播性疾病（通过"不洁性行为"传播的疾病）。

四是地方病，是指因居住地的自然环境和生活习惯所致的多发和好发的疾病。

第二节　疾病的诊断

对妇科疾病的诊断，以前必须依靠双合诊或三合诊，现在必须依靠B超提供患者盆腔组织的基本状况，再通过阴道镜和实验室检查以及阴道分泌物细菌培养来决定疾病的性质以及致病微生物的种类，以便在服用中草药的同时，配合敏感、有效的抗生素，来提高疗效，缩短疗程。

对其他疾病的诊断，也必须依靠现代的医疗设备，如X射线机、B超仪等，将其结果作为诊断的依据，为疾病选择适宜的治疗方案提供参考。中医再根据"四诊合参"进行"辨证"，得出中西医结合的正确诊断、治疗方案。对"证"下药，才能得到满意的治疗效果。

中医以"望、闻、问、切"四诊得到的信息，再结合一些必要的实验室检查数据，对疾病做出正确的判断——"辨证"，

从而对"证"下药，再对疾病进行有效的治疗。

一、望

望诊，是医生用视觉观察病人的神态、面色、舌象、分泌物以及排泄物的异常和变化，来了解病情的一种方法。中医在长期的诊疗实践中，逐渐认识到人体内部脏腑的功能——气血、虚实、寒热等活动的变化，都必然会通过经络反映到人体的外部，如人的精神意识、面目表情、语言、气息等都可以从面部表现出来。面部的神态、皮肤的颜色和光泽以及舌象，同脏腑的关系极为密切。因此，通过望诊，大致就可以了解机体内部的某些病理改变。

望舌——舌诊，是通过观察病人的舌质和舌苔的变化来诊察疾病的方法。舌质是舌的肌肉脉络组织，即舌体。舌苔是舌面上附着的苔状物，由胃气所生。病苔是由胃气挟邪气上蒸而成。舌与脏腑的关系极为密切，五脏六腑直接或间接地通过经络或经筋与舌体相连。脏腑的精气上营于舌，脏腑的病理变化也可以从舌象的变化中反映出来。在长期的临床医疗实践中，前人发现舌的一定部位与一定的脏腑相关联，并反映着相关脏腑的病理改变。一般认为舌尖反映心、肺的病变；舌边反映肝、胆的病变；舌中反映脾、胃的病变；舌根反映肾和盆腔的病变。这种以舌的部位来诊断脏腑病变的方法，在临床上有很重要的参考价值。疾病，是一个复杂的发展过程。舌质和舌苔的变化，是体内正、邪斗争的反映。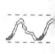

认真地观察舌象的变化，结合病史及症状、体征，互相参照，全面分析，摸索和积累经验，对判断疾病的部位、疾病的深浅、疾病的性质、津液的存亡、病邪的进退和胃气的存无以及判断正气的盛衰、疾病的预后，临床治疗上选择用药等方面，都有很重要的意义。

二、闻

闻诊包括听声音和嗅气味两个方面。

病人说话的声音强弱，一方面反映正气的盛衰，同时也与邪气的性质有关。一般语声响亮有力、多言而躁动的，属实证、热证；语声低弱无力、少言而沉静的属虚证、寒证。语音重浊，常见于外感，也见于湿浊阻滞，多为肺气不宣、气道不畅所致。声音嘶哑，发不出声，为"失音"。实者多为外邪袭肺、肺气不宣、气道不畅所致；虚者多为肺、肾阴虚、津液不能上承所致。

语言错乱，多属心的病变。神志恍惚、胡言乱语、声高有力的，常见于热扰心神的实证；精神衰疲、语言重复、发音无力或不相接续的，多属心神无所依的虚证。言语粗暴、狂躁妄动、哭笑无常者，多是痰火扰心；抑郁沉闷、自言自语者，多是痰气郁闭。

呼吸微弱、气少不足者为气虚所致；呼吸有力，声高气粗者，多为热邪内盛的实热证。

咳嗽，是肺失宣肃、肺气上逆所致，即气管、支气管内异物——痰或炎性分泌物的刺激所致。咳声重浊有力，多属实证；咳声低微无力，多属虚证。痰白而清者，多为外感风寒；痰黄而黏稠者，多属肺热，有感染。干咳无痰或只有少量稠痰，多属燥邪伤肺或阴虚肺燥；咳即痰出、痰稀而多或为白色泡沫痰者，为痰饮。

呃逆、嗳气，即打嗝，都是胃气上逆所致。嗝声高亢而短、响亮有力，多为实热；嗝声低沉而长、气弱无力，多属虚寒。久病呃逆，呃声短促低微、断断续续，是胃气衰败的危重征象。日常的打嗝，呃声不高不低，无其他不适，多为饭后偶触风寒或因咽食急促所致，不属病态。

由于每一个人都具有特定的新陈代谢，如不同的生活习惯、饮食特点等，所以每一个人都拥有自己特殊的体味。

由于疾病所在的部位、性质、感染的病原微生物等基本相同，又可以出现相同的独具特色的气味：

口气臭秽，多属胃热，也见于龋齿、口腔不洁。

各种分泌物和排泄物，包括二便、痰液、脓液、白带等，有恶臭者，多属实热证；略带腥味者，多属虚寒。

白带清稀、多属脾肾虚寒；气味浓重、黄稠者，多属湿热，即感染。

正常情况下，二便（大、小便）的气味与所进的食物有关，如食羊肉，二便有膻味；食鱼虾，二便有腥味；食蒜或蒜薹、萝卜，二便有蒜味或萝卜味等。

三、问

问诊是医生通过询问病人或家属来了解病情的一种诊察方法。通过问诊，可以了解疾病的发生、发展、治疗经过，目前的自觉症状以及既往的患病史。

问诊要抓住主诉，以收集病情资料。一般中医都以《十问歌》为全面、重点的问诊内容：一问寒热、二问汗、三问头身、四问便、五问饮食、六胸腹、七聋八渴俱当辨、九问旧病十问因，再问服药当机变。妇女尤必问经期，迟速闭崩皆可见；再添片语告儿科，天花麻疹全占验。

1.寒热

寒热是疾病中较为常见的症状。恶寒与发热是病人的主观感觉。恶寒与发热的产生，决定于病邪的性质和机体的虚实、盛衰两个方面。一般来说，寒邪多致恶寒，热邪多致发热。机体气血阴阳平衡失调，阳盛则发热、阴盛则畏寒。阴虚阳亢也发热、阳虚而阴寒内盛也怕冷。恶寒和发热交替发作，称为

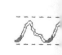

"寒热往来"，是半表半里证的特征。

2.汗

汗是阳气蒸化津液，出于体表而成。经常汗出不止，活动后更甚的是"自汗"，多因气虚、卫阳不固而致。入睡则汗出，醒后则汗止，称为"盗汗"，多属阴虚征象，因阴虚而阳亢，蒸发阴液而为汗。出汗仅限于头部，多由上焦邪热或中焦湿热郁蒸所致。若重病后期，突然额汗大出，则是虚阳上越、阴不附阳、阴津随气而脱的危象。半侧身体出汗，或左、右，或上、下，统为风痰或风湿阻滞经脉，营卫不调或气血不和所致。若手心、足心汗出过多，兼见口燥咽干，便秘、尿黄，则多为阴经郁热熏蒸所致。

3.疼痛

疼痛是临床最常见的自觉症状之一，可发生在患病机体的任何部位，有虚、实之分。因实而致痛的，为感受外邪或气滞血瘀，或痰浊凝滞，或虫积食积等，阻闭经络，使气血运行不畅，"不通则痛"。也有因气血不足，或阴精亏损，脏腑经脉失养，因虚而致痛的。问诊应着重询问疼痛的部位、性质和时间，借以了解疼痛的原因和病机。

4.饮食

了解患者的饮食状况，对于判断其脾胃功能以及疾病的预后有较为重要的临床意义。食欲减退，为脾失健运所致，若食少见于久病，多属脾胃虚弱；食少伴胸部满闷、腹胀舌苔厚腻，多为湿邪困脾；若为厌食，则多见于伤食；若消谷善饥，多食而饿，则多是胃火亢盛；饥而不欲食，则多为胃阴不足。口渴与否，常反映人体津液的盛衰及输布状况。在患病的过程中口不渴，标志着津液未伤，多见于寒证或没有明显的热邪；若口渴，则多提示津液损伤，或因津液内停不能上承所致。一般口渴多饮，且喜冷饮，属实热证；口不渴、喜热饮，多属寒证；渴、喜热饮但量少，多为痰饮内阻；大渴引饮，小便量多，则为消渴症。

5.睡眠

睡眠的好、坏，对人体是否有精、气、神以及身体的健康状态如何，都起着至关重要的作用。睡眠好，人精力充沛，精气神十足；睡眠不好，人疲乏无力、无精打采，注意力不集中。睡眠异常，常有失眠、多梦、嗜睡等表现。

失眠是以经常不易入睡，或睡而易醒、不能再睡，或时时惊醒不安，甚至彻夜不眠。失眠多为阴血不足、阻热亢盛而致心神不宁——脑供血不足所致，也可与痰火、食积等邪气的干扰，即"胃不和、卧不安"有关。

嗜睡是睡意很浓，经常不自主入睡，不易清醒而谓之。嗜睡，多因痰湿阻遏，清阳不升——气虚、血瘀——新陈代谢缓慢，代谢垃圾堆积，影响了脑神经的正常活动。

6.二便

大、小便的性状、颜色、气味、时间、量多少、排便的次数和伴随的症状，都与疾病的诊断和治疗有关。

（1）大便

大便干燥，排出困难，次数减少，称为"便秘"。新病伴腹部胀痛或发热者，多属实证、热证；久病、老人、孕妇、产后，则多因津亏、血少而致，属虚证。

大便次数增多，粪便稀软不成形，称为"泄泻"。多由外感寒湿、湿热、食积等损伤脾胃，脾虚运化失常，或肾阳虚不能温煦脾胃，及肝郁犯脾所致。如见大便清稀如水，或兼有恶寒、发热者，多为外感寒湿（中毒性消化不良）；大便黄褐、热臭、肛门灼热，多为湿热（急性肠炎）；大便酸臭，多为食积

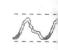

（消化不良）；久泻不止、腹胀纳呆、面色萎黄，多为脾虚（慢性胃肠炎）；黎明前腹泻，为肾阳虚（肠结核）；腹痛即泻，泻后疼痛不减者，常为肝郁犯脾（多为肝胆疾患所致）；大便脓血、里急后重，则为"痢疾"。

（2）小便

小便由津液所化，与肾阳与膀胱的气化有关。如尿量增多，是肾气虚弱、固摄无权所致。若尿量减少，既可由于津液亏耗、化源不足，也可由于气化不利、津液不能正常变化为尿液所致。小便点滴而出，甚则点滴不通，称为"癃闭"，既可见于肾气衰竭、气化失司、全无尿意的虚证；又可见于湿热下注、膀胱气化滞涩不通、欲尿而不能出的实证。排尿次数增多，称为"尿频"；排尿急迫、不能控制，称为"尿急"；排尿时尿道疼痛，称为"尿痛"。尿频、尿急、小便淋漓不畅或涩痛，均称为"淋证"——泌尿系统感染；不自主的排尿，或不能控制的尿滴沥，称为"尿失禁"；睡眠中不自主排尿，称为"遗尿"。尿失禁、遗尿，均属肾气不固。

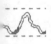

通过几十年的临床治疗观察，我发现无论是尿频、尿急、尿痛，还是尿失禁、遗尿等症状，都是因为泌尿系统感染。只是由于感染的致病菌、感染的时间长短和感染发展的程度不同，所表现出来的临床症状各有不同而已。

7.经、带、胎、产

妇女的疾病，除了表现在精神、饮食、睡眠和大小便的异常外，大多表现在经、带、胎、产的异常上。

（1）月经

月经周期一般为28天左右，行经5～6天，量适中，色正无瘀块。若月经提前8～9天，为月经先期，多为血热迫血妄行或气虚不能摄血所致。若经期推后8～9天，称为月经后期，多为血虚任脉不充或寒凝、气滞、血瘀阻滞经脉所致。若经期紊乱，或前或后，称为"月经先后无定期"，多为肝气郁滞或脾肾虚损所致。

由于个体差异、身体素质和年龄的不同，在正常情况下，经量多少各不相同，但均应在生理范围之内（一次总量在50～100毫升）。经量超过或少于正常生理范围，称为"月经过多"或"月经过少"。凡经量多、色红而黏稠者，为实证、热证；量多色淡者为"气虚证"；量少色淡者为"精血亏虚证"。除妊娠外停经3个月以上称"闭经"，多是化源不足、气血亏耗或血瘀不通、血寒凝滞的反映。

正常经色正红，质地不稠不稀，也不夹杂血块。色淡质清稀，多为气虚、血虚、肾虚；色鲜质稠，多为热证；色暗紫黑、量多为血瘀。

（2）带下

妇女阴道内，正常有少量乳白色、涕状、无臭的分泌物，起濡润阴道壁的作用。若分泌物过多，或缠绵不绝，则为"带下"。

带下量多、色黄、黏稠、味臭秽，多属湿热（阴道炎症）；带下色白如涕无臭，多属脾虚；带下清冷、质稀薄多，多属肾虚。

（3）胎、产

人工流产，是计划生育（避孕失败）的一种补救措施。为了减少受术者的痛苦，目前多采用微创、无痛人流术，来解除早期的"意外妊娠"。但此项手术却被很多无知而又放纵的人所利用，有些人不愿意避孕而反复使用"人工流产"术来解决意外妊娠的问题。然而，过度的"人工流产"，会对机体造成很难自然修复的损伤，如子宫穿孔、盆腔感染、宫腔粘连、生育年

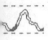

龄不孕、无月经、月经紊乱等。

8.小儿

应根据小儿的生理特点，注意询问其出生（孕育及产育期）前、后的情况、是否预防接种、如何喂养、发育情况及父、母、兄、妹的健康状况，及有无遗传疾病等。

9.既往史、家族史

认真地回忆和叙述既往的患病史，对现有疾病的诊断和治疗有一定的帮助。如：现有疾病、症状，与既往的疾病有无联系？既往的疾病是否已经治愈、对现有疾病会有何影响？是复发还是新患？另外，一个家族，因为生活环境和生活习惯以及饮食爱好等很相似，会有一些共同特点。所以，容易患同一种类型的疾病，如高血压、糖尿病等。

人体是一个有机的整体。现病史、既往史、家族史以及旅游和居住地的变迁等情况，在诊断疾病、治疗疾病以及选择用药上，都有一定的参考价值。

四、切

切脉，是两千多年前，在没有任何检查仪器和诊疗设备的前提下，医生用手指切按病人的腕动脉搏动、探查脉象，以了解病情变化的一种诊察方法。

脉乃血脉，气血之先、血之隧道，气息应焉。其象法地，血之府也。心之合也，皮之部也。资始于肾，资生于胃。阳中之阴，本乎营卫。营者阴血，卫者阳气。营行脉中，卫行脉外。脉不自行，随气而至。气动脉应，阴阳之义。气如风箱，血如波涛。血脉气息，上下循环。营气具有化生阴血，营养全身的作用；卫气具有保卫体表的功能。

经脉本身不能自己单独运动，一定要随着胃气和宗气的运动才能运动。经脉随着胃气和宗气运动的道理，可以概括为阴经和阳气相互作用的结果。脉属阴，气为阳，阴脉、阳气配合起来，便产生无休止的运动。阳气的运行好似风箱的鼓动作用，经脉中的血液受到阳气，即胃气和宗气的鼓动，便会掀起波澜，上下来去，往复无穷地在脉管里循环。

血脉，是人体内运载血液环流自成系统的器官。全身的气血运行，必须通过经脉的先导作用才能完成。凡经脉所在的地方，就是气血所到的地方。所以，经脉不仅是血液流行的隧道，而且是与气息——呼吸时所出入的气息息相关的。经脉在人体内合理地分布着，与地面存在的大小河流很相似。内面直接和心脏连接，外面遍布于皮肤、肌肉之间。使全身血液都得到容纳，从而便形成了整个身体的血液循环。

全身正经十二经脉，每一经脉都有可以切诊脉动的地方，为什么一般都单独在手太阴肺经、经脉所在的寸口部位诊脉呢？手太阴经是肺脏所属的经脉，它上自喉咙下连于肺，是呼吸气体的要道，全身的营气、卫气以及吸入的天阳之气，都在肺脏会合，因此肺经经脉所过的"寸口"部位，便能反映各经脏器的盛衰变化。其所以叫"寸口"的原因，主要是这个部位全长一寸九分（同身寸，即以本人身体某一部分的长度，作为测量本人体表某部长短度的标准。例如：以中指中节两侧横纹之间的距离定为一寸，用以测量本人的手、足、背、腹各部的长短宽窄，便叫作"中指同身寸法"）。"口"是出、入、往、来的意思。因而便把这个部位叫作"寸口"。正常人的一呼一吸，叫作一息。血液在经脉中的流行，一呼一吸大约前进六寸，正常人一息脉来四至，基本上是正确的。

（一）诊脉的部位与方法

1.诊脉的部位

诊脉临床运用"寸口诊法"，即按病人桡动脉的腕后浅表部位。

关于切脉独取寸口的道理，前人认为肺朝百脉，脉会太渊。太渊部位正当寸口，五脏六腑之气皆会聚于此，又手太阴肺经起于中焦脾胃，与足太阴脾经相通，脾胃为各脏腑气血之源，因此，全身脏腑气血的情况，都可从寸口反映出来。所以，切寸口脉既可以了解肌体正气盛衰的变化，又可判断病邪对脏腑的影响。

开始诊察脉搏的时候，让患者伸出手臂，掌心向上，很自然地平摆。首先看准掌后高骨隆起的地方，这就是"关脉"所在的部位。"关部"的前方为"寸部"，属阳；"关部"的后方为"尺部"，属阴。医生覆手取脉，先把中指头准确地按在"关部"，前后两指尖自然地落在"寸部"和"尺部"的部位上，这时便可以仔细地进行切按了。有少数人在"寸口"部摸不到脉的搏动，却在手臂外侧，即"寸口"的上方，可以摸到脉的搏动，这叫作"反关脉"。有的人一只手"反关"，有的人双手"反关"，一般都属于正常生理现象。

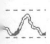

心肝居左，肺脾居右。肾与命门，居两尺部。左为人迎，右为气口，神门决断，两在关后，人无二脉，病死不救。左大顺男，右大顺女，男女脉同，惟尺则异。阳弱阴盛，反此病至。

脏腑气机的变化，都可以在"寸口"反映出来，并各有它一定的部位。如：左手"寸部"属心，"关部"属肝（包括胆），"尺部"属肾（包括小肠、膀胱）；右手"寸部"属肺，"关部"属脾（包括胃），"尺部"属命门（包括大肠）。这是左右两手六部分主脏腑的一般说法。但还有另一种说法，左手寸部叫"人迎"，凡属外感表证都在这里诊察；右手寸部叫"气口"，凡属内伤里证都在这里诊察。这种说法来源于王叔和著的《脉经》。此外，在《内经》里称喉结两旁的动脉叫"人迎"。左右手三部脉都叫"气口",《脉经》还把两手尺部叫作"神门",专在这里诊察肾阴、肾阳的变化。肾阴肾阳强,主身体健壮;肾阴肾阳弱,主身体虚衰。如果两手"尺部"的脉都没有了,说明肾阴肾阳十分衰竭,是病情严重的表现。至于男女异性,阴阳各有盛衰,反映在左右两手的脉搏也略有差异。左为阳,右为阴。男子阳气偏盛,当以左手脉稍大为顺;女子阴血偏盛,当以右手脉稍大为好。再把"寸部"和"尺部"相互比较,寸为阳,尺为阴,男子阳气偏盛,当以寸脉盛尺脉弱为宜;女子阴血偏盛,当以尺脉盛寸脉弱为宜。如果两者相反,便说明有了病变。

寸口脉分为寸部、关部、尺部三部分。正对腕后高骨(桡骨茎突)为关部,关之前为寸部,关之后为尺部。两手各有寸、关、尺三部,共称六脉。它们分候的脏腑是:右寸候肺,右关候脾,右尺候肾(命门);左寸候心,左关候肝,左尺候肾。这在临床上有一定的参考意义,但还须结合其他体征和症状作综合分析。

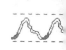

2.诊脉的方法

诊脉时应先让病人稍事休息,使气血平静一些。诊时,使病人手掌向上平放,手与心脏要在同一水平上,以使气血通畅,然后医生先用中指按在高骨(桡骨茎突)定关部,再用食指按寸部,无名指按尺部。三指应呈弓形斜按在同一水平,以指肚接触脉体,以便按寻。三指的疏密,应以病人的高矮适当调整。

小儿寸口脉狭小,不能容三指,可用"一指(拇指)定关法",而不细分三部。3岁以下的小儿,可用望指纹代替切脉。

切脉时常用三种指力以体察脉象。《诊家枢要》说:"持脉之要有三:曰举、按、寻。轻手循之曰举,重手取之曰按,不轻不重，委曲求之曰寻。"因此，诊脉必须注意体会举、按、寻之间的脉象变化。开始手轻按在皮肤上为"浮取"，又称"举"；用重指力按在筋骨间为"沉取"，又称"按"；用中等指力按在肌肉上为"中取"，又称"寻"。根据临床的需要，可用举、按、寻或相反的顺序反复触按。也可分部取一指直压以体会脉象的变化。寸、关、尺三部，每部有浮、中、沉三候，合称三部九候。寸候胸上（上焦），关候膈下（中焦），尺候于脐下（下焦），下至跟踝。左脉候左，右脉候右。病随所在，不病者否。

切脉时，应注意保持环境安静。切脉时，切脉者必须呼吸均匀，态度认真，把注意力集中于指下。每次诊脉时间，不应少于1分钟。

诊脉时，应着重体察脉象。所谓脉象，也就是脉动应指的形象，包括频率、节律、充盈度、显现的部位、通畅的程度和波动的幅度等。通过所察脉象的变化，可以辨别病症的部位、性质以及正邪盛衰等情况。

（二）正常脉象

正常脉象又称"平脉"或"常脉"。其基本形象是：三部有脉；不浮不沉，不快不慢（一息四至，每分钟60～80次），和缓有力，节律均匀。

脉和人体内外环境的关系非常密切。由于年龄、性别、体质、精神状态及气候等因素的不同，脉象也可有差异。如小儿脉多数，老人脉多弱；成年女性较成年男性脉略快且弱；瘦人脉多稍浮，胖人脉多沉；夏季脉稍洪；运动员脉多迟缓等，都不属于病脉。当人在运动、饮食及精神受刺激时，脉象也常发生变化，但都是暂时性波动，稍事休息，脉象也就会恢复正常。

此外，有的人脉不见于寸口部位，而从尺部斜向手背，名

"斜飞脉";也有脉见于腕部背侧的,名"反关脉"。这均是桡动脉位置异常所致,不属病脉。

五脏平脉,浮为心肺,沉为肾肝。脾胃中州,浮沉之间。心脉之浮,浮大而散,肺脉之浮,浮涩而短;肝脉之沉,沉而长弦。肾脉之沉,沉实而软,脾胃脉来,总宜和缓。命门元阳,两尺同断。

（三）病脉与主病

疾病反映于脉象的变化,即为病脉。病与脉是密切相关的,不同的脉标志着不同的病,但不能单纯凭脉象来诊断疾病,须四诊合参。

明代有人把病脉分为28种,现将临床常见的16种脉的脉象和主病分述于下。

1. 浮脉

一脉一形,各有主病。数脉相兼,则见诸症。浮脉主表,里必不足,有力风热,无力血弱。浮迟风虚,浮数风热。浮紧风寒,浮缓风湿。浮虚伤暑,浮芤失血,浮洪虚火,浮微劳极。浮软阴虚,浮散虚剧。浮弦痰饮,浮滑痰热。

浮脉,举之有余,按之不足。如微风吹鸟背上的毛,厌厌聂聂,如循榆荚、如水漂木、如捻葱叶。

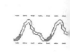

浮脉,惟从肉上行,如循榆荚似毛轻,三秋得令知无恙,久病逢之却可惊。

浮脉,为阳表病居,迟风速热紧寒拘,浮而有力多风热,无力而浮是血虚。

寸浮头痛眩生风,或有风痰聚在胸。关上脾虚肝气旺,尺中溲便不流通。

【脉象】轻按即得,重按稍弱。特点是脉搏显现部位表浅。

【主病】表证。浮而有力为表实,浮而无力为表虚。

【分析】浮脉主表，反映病邪在经脉肌表的部位。外邪袭表，卫气与之相争，脉气鼓动于外，故脉浮，且有力。若内伤久病体虚，亦可见浮脉，但浮大无力，常为虚阳外越的重证，属于虚脉一类，不可误作外感论治。

2.沉脉

重手按至筋骨乃得。如绵裹砂，内刚外柔，如石投水，必极其底。

沉脉主里，主寒主积。有力痰食，无力气郁，沉迟虚寒，沉数热伏。沉紧冷痛，沉缓水蓄。沉牢痼冷，沉实热极。沉弱阴虚，沉细癖湿。沉弦饮痛，沉滑宿食。沉伏吐痢，阴毒聚积。

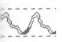

沉帮筋骨自调匀，伏则推筋着骨寻，沉细如绵真弱脉，弦长实大是牢形。

沉潜水蓄阴经病，数热迟寒滑有痰，无力而沉虚与气，沉而有力积并寒。

寸沉痰郁水停胸，关主中寒痛不通。尺部浊遗并泻痢，肾虚腰及下元痈。

【脉象】轻按不明显，重按才清楚。特点是脉象显现部位深。

【主病】里证。有力为里实，无力为里虚。

【分析】邪郁在里，气血内困，则脉见沉象。若因病邪内郁，正邪相搏于里，则脉沉而有力；若脏腑虚弱，气血不充，脉气鼓动乏力，则脉沉而无力。

3.迟脉

迟来一息至惟三，阳不胜阴气血寒，但把浮沉分表里，消阴须益火之原。

迟脉主脏，阳气伏潜，有力为痛，无力虚寒。数脉主腑，主吐主狂。有力为热，无力为疮。

迟司脏病或多痰，沉痼癥瘕仔细看，有力而迟为冷痛，迟而无力为虚寒。

寸迟必是上焦寒，关主中寒痛不堪。尺是肾虚腰脚重，溲便不禁疝牵丸。

【脉象】一息脉来不足四至。特点是单位时间（分）较正常脉搏次数少，每分钟在60次以下。

【主病】寒证。有力为寒实证，无力为虚寒证。

【分析】寒则血凝滞，气血运行缓慢，故脉见迟而有力；若阳气虚弱，无力推动血液正常运行，则脉象迟而无力。

4. 数脉

数脉息间常六至，隐微阳盛必狂烦。浮沉表里分虚实，唯有儿童作吉看。

数脉为阳热可知，只将心肾火来医。实宜凉泻温来补，肺病秋深却畏之。

寸数咽喉口舌疮，吐红咳嗽肺生疡。当关胃火并肝火，尺属滋阴降火汤。

【脉象】一息脉来五至以上。特点是单位时间（分）较正常脉搏次数多，每分钟在90次以上。

【主病】热证。有力为实热，无力为虚热。

【分析】邪热鼓动，血行加速，故见数脉。实热内盛，必数而有力；虚热内生，热则血行加速，但津血不足，故脉数无力。数大无力，可见于气虚证。

5. 虚脉

迟大而软，按之无力，隐指或豁豁然空。

脉虚身热为伤暑，自汗怔忡惊悸多，发汗阴虚须早治，养营益气莫蹉跎。

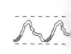

血不营心寸口虚，关中腹胀食难舒，骨蒸痿痹伤精血，却在神门两部居。

【脉象】三部脉举按皆无力，为无力脉的总称。

【主病】虚证。多为气血两虚。

【分析】气血不足，气不足以运其血，则脉来无力，血不足以充于脉，故脉按之空虚。

6.实脉

浮沉皆得大而长，应指无虚愊愊强，热蕴三焦成壮火，通肠发汗始安康。

实脉浮沉有力强，紧如弹索转无常，须知牢脉帮筋骨，实大微弦更带长。

实脉为阳火郁成，发狂谵语吐频频，或为阳毒或伤食，大便不通或气疼。

【脉象】三部脉举按皆有力，为有力脉的总称。

【主病】实证。

【分析】正盛邪实，邪正相搏，气血壅盛，故脉搏动有力。

7. 滑脉

滑脉如珠替替然，往来流利却还前。莫将滑数为同类，数脉唯看至数间。

滑脉为阳元气衰，痰生百病食生灾。上为吐逆下蓄血，女脉调时定有胎。

寸滑膈痰生呕吐，吞酸舌强或咳嗽。当关宿食肝脾热，渴痢疝淋看尺部。

【脉象】往来流利，应指圆滑，如盘走珠。

【主病】痰饮、食滞、实热。

【分析】痰食内滞，邪气壅盛，气实血涌，往来流利，故脉来应指滑利。妇人无病而见滑脉，应考虑是否有孕或经期。

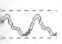

8.涩脉

细而迟，往来难，短且散。有人比作"如雨沾沙"，涩而不流的状态；有人比作"病蚕食叶"，形容迟缓艰涩的形象。

涩缘血少或伤精，反胃亡阳汗雨淋，寒湿入营为血痹，女人非孕即无经。

寸涩心虚痛对胸，胃虚胁胀察关中，尺为精血俱伤后，肠结溲淋或下红。

【脉象】往来艰涩不畅，有如轻刀刮竹。

【主病】气滞、血瘀、精伤、血少。

【分析】气滞、血瘀，脉道受阻，故血流艰涩不畅。若正气未伤，则涩而有力；精伤血少，则涩而无力。

9.洪脉

脉来洪盛去还衰，满只滔滔应夏时，若在春秋冬月里，升阳散火莫狐疑。

洪脉来时拍拍然，去衰来盛似波澜，欲知实脉参差处，举按弦长愊愊坚。

脉洪阳盛血应虚，火热炎炎心病居，胀满胃翻须早治，阴虚泻痢可踌躇。

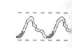

【脉象】脉来如波涛汹涌，来盛去衰。特点是脉阔，且波动大。

【主病】热盛。

【分析】内热充斥，热盛血涌，脉道扩大，故脉洪。若久病气虚，或虚劳、失血、久泻等病证而见洪脉，则多属邪盛正衰的危证。

大脉：脉形大于常脉，但无汹涌之势。大脉主邪气盛，大脉又主正虚。辨邪正之盛衰，在于大脉的有力、无力。

10. 细脉

细来累累细如丝，应指沉沉无绝期，春夏少年防不利，秋冬老弱却相宜。

细脉萦萦血气衰，诸虚劳损七情乖，若非湿气侵腰肾，即是伤精汗泄来。

寸细应知呕吐频，入关腹胀胃虚形，尺逢定是丹田冷，泻痢遗精号脱阴。

【脉象】脉细如线，应指明显。特点是脉窄，且波动小。

【主病】诸虚劳损，又主湿。

【分析】阴血亏虚，不足以充脉道，故主诸虚劳损。又湿邪阻压脉道，亦见细脉。

11. 濡脉

濡形浮细按须轻，水面浮绵力不禁，病后产中犹有药，平人若见是无根。

濡为亡血阴虚病，髓海丹田暗已亏，汗雨夜来蒸入骨，血山崩倒湿侵脾。

寸濡阳微自汗多，关中其奈气虚何。尺伤精血虚寒甚，温补真阴可起疴。

【脉象】浮而细软。

【主病】诸虚，又主湿。

【分析】濡脉浮细软，是气血不足，脉道细小，故主诸虚。但湿邪在表时，脉亦软而浮小，故又主湿。

12. 弦脉

弦脉迢迢端直长，肝经亢盛胃脾伤，怒气满胸当欲叫，翳蒙瞳子泪淋浪。

弦来端直似丝弦，紧则如绳左右弹，紧言其力弦言象，牢脉弦长沉浮间。

寸弦头痛膈多痰，寒热癥瘕察左关，右关胃寒胸腹痛，尺中阴疝脚拘挛。

【脉象】端直以长，如按琴弦。特点是脉本身的硬度大。

【主病】肝胆病、诸痛、痰饮。

【分析】肝胆病时，疏泄功能障碍，肝气不柔，脉气劲急，呈现弦脉。痛证、痰饮可致气机不畅，也可见弦脉。

13. 紧脉

举如转索切如绳，脉象因之得紧名，总是寒邪来作寇，内为腹痛外身疼。

紧为诸痛主于寒，喘咳风痫吐冷痰，浮紧表寒须发越，紧沉温散自然安。

寸紧人迎气口分，当关心腹痛沉沉，尺中有紧为阴冷，定是奔豚与疝疼。

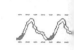

【脉象】脉来绷急，应指紧张有力，状如牵绳转索。特点是搏动的张力大。

【主病】主寒、主痛。

【分析】寒主收引，受寒则脉道收缩而拘急，故见紧脉。痛证多因寒邪所致，故亦多见紧脉。

14. 代脉

动而中止不能还，复动因而作代看，病者得之犹可治，平人却与寿相关。

数而时止名为促，缓止须将结脉呼。止不能回方是代，结轻代重自殊涂。

代脉都因元气衰，腹痛泻痢下元亏。或为吐泻中宫病，女子怀胎三月分。

【脉象】脉来缓慢而有规则的间歇，间歇时间较长。

【主病】脏气衰微、风证、痛证、惊恐、跌扑损伤。

【分析】脏气衰微，气血亏损，元阳不足，以致脉气不能接续，故脉来微弱而止有定数，且歇止时间较长。至于风证、痛证、七情惊恐、跌扑损伤诸病而见代脉，多属因病而致脉气不能衔接，这与脏气衰微无关。

15.结脉

结脉缓而时一止，独阴偏盛欲亡阳，浮为气滞沉为积，汗下分明在主张。

结脉皆因气血凝，老痰结滞苦沉吟，内生积聚外痈肿，疝瘕为殃病属阴。

【脉象】脉来迟缓而有不规则的间歇。

【主病】阴盛气结，痰滞血瘀。

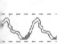

【分析】阴盛而阳不达，故脉来缓慢而时有歇止。寒痰瘀血使脉气阻滞，故也见结脉。

16.促脉

促脉数而时一止，次为阳极欲亡阴，三焦郁火炎炎盛，进必无生退可生。

促脉唯将火病医，其因有五细推之，时时喘咳皆痰积，或发狂斑与毒疽。

【脉象】脉来急数而有不规则的间歇。

【主病】阳盛实热，阴不济阳，故脉来急数而时有歇止。凡气、血、痰、食、肿、痛等诸实热证均可见此脉，短促而有力。若促而无力，则多是虚脱之象。

（四）相兼脉与主病

引起疾病的原因是多方面的，疾病的情况是复杂的，故上述诸病脉在临床上往往不是单独存在，而常是数种脉象同时出现。这种数种脉象同见的，称为相兼脉。相兼脉的主病，一般都是各脉主病的综合，如浮与数，浮为表，数为热，浮数即是表热证的脉象。兹将临床常见相兼脉与主病列表如下。

表一　临床常见相兼脉象与主病归纳简表

脉象	主病	脉象	主病
浮紧	表寒证	沉细数	阴虚或血虚有热
浮缓	表虚证	沉数	里热
浮数	表热	洪数	气分热盛
浮滑	风痰或表证挟痰湿	弦数	肝热,肝火
沉迟	里寒	弦滑	肝热挟痰,停食
沉紧	里寒,痛证	弦迟	寒滞肝脉
沉滑	痰饮,食积	弦紧	寒痛,寒滞肝脉
沉弦	肝郁气滞,痛证	弦细	肝肾阴虚,阴虚肝郁
沉涩	血瘀	滑数	痰热,痰火
沉细	里虚,气血虚	细涩	血虚挟瘀,精血不足

表二　二十八脉分类简表

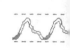

脉纲	共同特点	脉名	脉象	主病
浮脉类	轻取即得	浮	举之泛泛有余,按之相对不足	表证
		洪	脉来如波涛汹涌,来盛去衰	热盛
		濡	浮小而细软	主虚,又主湿
		散	浮散无根	元气离散,脏脏之气将绝
		芤	浮大中空,如按葱管	失血,伤精
		革	浮而搏指,中空外坚	精血虚寒
沉脉类	重按始得	沉	轻取不应,重按始得	里证
		伏	重按推筋着骨始得	邪闭,厥证,痛极,又主阳衰
		弱	柔细而沉	气血不足
		牢	沉实弦长	阴寒内实,疝气癥瘕

续表二

脉纲	共同特点	脉名	脉象	主病
迟脉类	一息不足四至	迟	一息脉来不足四至	寒证
		缓	一息四至,脉来怠缓	湿证,脾虚(如一息四至而脉来从容和缓者为正常脉)
		涩	往来艰涩,缓慢不畅,如轻刀刮竹	精伤,血少,气滞,血瘀
		结	脉来缓慢,时见一止,止无定数	阴盛气结
数脉类	一息五至以上	数	一息脉来五至以上	热证
		促	脉来急数,时见一止,止无定数	阳盛热实,气滞血瘀,痰饮,宿食停滞
		疾	脉来急疾,一息七至八至	阳极阴竭,元气将脱
		动	脉短如豆,见于关上	痛,惊
虚脉类	应指无力	虚	举按无力	虚证,多为气血两虚
		细	脉细如线,应指明显	诸虚劳损,以阴血虚为主,又主湿
		微	极细极软,似有似无,至数不明	阴阳气血诸虚,多为阳衰危证
		代	动而中止,不能自还,良久复动,止有定数	脏气衰微,风证,痛证,七情惊恐,跌仆损伤
		短	首尾俱短,不及本位	有力主气郁,无力主气损
实脉类	应指有力	实	举按均有力	实证,热结
		滑	往来流利,应指圆滑	痰饮,停食,实热
		紧	脉来绷急,紧张有力,状如转索	寒,痛,宿食
		弦	端直以长,如按琴弦	肝胆病,诸痛,痰饮
		长	首尾端直,超过本位	阳气有余,热证

表三　表证、里证的寒热虚实鉴别表

纲领		症状	舌苔	脉象
表	寒	恶寒发热,无汗,头痛,骨节疼痛,不渴	苔薄白	浮紧
	热	发热不恶寒或微恶寒,微汗,口渴,尿黄	苔薄黄	浮数
	虚	发热,恶风,自汗,鼻塞	舌淡	浮缓
	实	一般指表寒证,以无汗为其特点	苔薄白	浮紧
里	寒	形寒肢冷,面色苍白,口不渴或微渴喜热饮,痰稀白,尿清,便溏	苔白滑	沉迟
	热	壮热面赤,心烦口渴,喜冷饮,痰黄稠,尿短赤,大便干	舌红苔黄	沉数
	虚	气弱懒言,食减倦怠,头晕心慌	舌淡嫩苔薄白	沉弱
	实	胸腹胀满,疼痛拒按,大便秘结	苔黄腻	沉实

以上摘自《中医学》　高等医药院校教材

《濒湖脉学白话解》　人民卫生出版社

五、影响脉象变化的因素

寸口是桡动脉腕后的表浅部位，是中医诊脉的常用部位。影响桡动脉脉搏跳动的因素大致有:

1.心脏

心肌有节律地收缩，是使血液沿血管运行的动力。心肌有节律地收缩，受四种因素的影响。

（1）自主性：指心肌的自主性冲动，在正常情况下，起源于窦房结，心肌不赖外界的刺激而发生有节律地收缩的能力。

（2）心肌的兴奋性：就是心肌对所接受的冲动发生反应的能力。

（3）心肌的传导性：就是心脏将冲动由发生的部位传导到心脏的其他部位的能力。

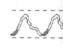

（4）心肌的收缩能力：就是心肌对传来的冲动，所发生的收缩反应，这也是血液循环的主要动力。心输出量、血管内的血流量，即血管的充盈程度，都与心肌的收缩力有很大的关系。

2.血管

血管系统由动脉、毛细血管、静脉所组成。自心脏输出的血液经动脉到达全身各部，再经毛细血管及静脉而回到心脏。动脉血管壁由三层组织构成，即内膜层、肌层、弹性组织及结缔组织层。在动脉的外层、外层与中层之间，以及中层内分布有神经丛。这些神经丛由交感神经纤维和副交感神经纤维组成。静脉壁的结构大致与动脉壁相同。毛细血管壁仅由一层内皮细胞所组成。动脉壁的弹性有助于血液在血管内运行。

血液循环的原动力，是心脏有节律的活动，即收缩和舒张互相交替，有如风箱。心脏间歇性的收缩，推动血液在动脉内流动，同时使动脉扩张。心室收缩时，动脉内压力最高。心室舒张时，动脉内压力下降；但是动脉壁的弹性使动脉回缩，继续推动血液向前流动，并使动脉内的压力在心脏的舒张期只下降到一定的限度。这样，血液在动脉内以最高压（收缩压）和最低压（舒张压）的交替来维持其跳动状的流动；这种跳动传播到整个动脉系统，即为脉搏。动脉内的压力，除受心脏的排血量及动脉壁的弹性影响外，还受血液向前流动时的阻力的影响。这种阻力，决定于小动脉的紧张度和血液的黏稠度。

循环系统的机能活动，通过交感神经和副交感神经，而受中枢神经系统的调节。外界环境和机体内部的变化，通过支配心脏的迷走神经和交感神经来影响心脏的活动；通过血管舒缩神经来影响周围血管的张力，使血压和全身血液的分布发生变化。

在血管内还有许多压力刺激感受器，通过相应的中枢而影响心脏和血管的活动。血管内压力增高时，这些压力感受器受到刺激，反射性地使血压降低、心搏减慢。除了神经系统对心脏、血管的调节外，某些化学体液因素也参与血液循环的调节。如肾上腺素、垂体后叶素、组织胺以及多种新陈代谢产物等。

血管壁弹性常发生改变，如动脉壁增厚、变硬、失去弹性等。所谓的动脉硬化，一般是指动脉内膜被类脂质浸润、结缔组织增生、钙化而形成的动脉粥样硬化。但临床上因感染所致的动脉硬化——血管内膜粗糙变厚、管壁被感染复合物充填而变厚、变硬、缩短且失去弹性、管腔变窄、血管变形、毛细血管的通透性发生改变等，则更为多见。

3.血管周围的结缔组织

感染、新陈代谢垃圾的沉积等因素，都可以使结缔组织（经络）发生改变，也都会影响到局部组织的血液循环。

以上诸多因素，都能影响血液循环的状态，所以，在"寸口"，可以触摸到千变万化的血管跳动——脉象。由于患者的个体差异，及所患的疾病有所不同，疾病对血液循环造成的影响也各不相同。所以，同一种疾病，临床所表现出来的"脉象"也五花八门、千变万化。就像同一棵大树，没有两片完全相同的树叶一样。

综合常见疾病的脉象，大致可以将其归纳为以上28种或36种，但这仅仅是给临床医生提供的一点参考。因为人有个体差异，所以具体的病人，还要根据每个病人的病情和临床表现，以及每个医生的经验和领悟，既要对每一例病人的脉象进行认真的体会和分析，又要结合望、闻、问以及实验室检查的数据、细菌培养和药物敏感试验报告、B超、CT等影像分析提

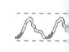

供的依据，再进行"数诊合参"，才能做出正确的辨证（诊断），选择正确的药物进行治疗，这样才能既缩短疗程又提高疗效。

第三节　疾病与末梢循环——微循环

一、微循环知识

微循环（末梢循环）是一门新兴的学科。微循环是指毛细血管、微动脉和微静脉之间的血液循环。微循环是血液通过经络（组织间隙、津液——淋巴）、细胞膜，与组织细胞进行物质交换、能量传递以及信息交流的场所。

即细胞内液→细胞壁→组织细胞间液（经络→津液——淋巴）→微动脉侧壁→微动脉→微动脉侧壁→毛细血管侧壁→毛细血管→毛细血管侧壁→微静脉侧壁→微静脉

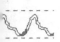

微循环的3条途径及其作用：

（1）迂回通路（营养通路）

①组成：血液从微动脉→后微动脉→毛细血管前括约肌→真毛细血管→微静脉；

②作用：是血液与组织细胞进行物质交换的主要场所。

（2）直接通路

①组成：血液从微动脉→后微动脉→毛细血管→微静脉；

②作用：促进血液迅速回流。此通路骨骼肌中多见。

（3）动脉—静脉短路

①组成：血液从微动脉→动脉—静脉吻合支→微静脉；

②作用：调节体温。此途径皮肤分布较多。

微循环组成的记忆方法：

微循环是指微动脉和微静脉之间的血液循环。微循环的基本功能是进行血液和组织液之间的物质交换。正常情况下，微循环的血流量与组织器官的代谢水平相适应，保证各组织器官的血液灌流量并调节回心血量。如果微循环发生障碍，将会直接影响各组织器官的生理功能。

（一）微循环的组成和血流通路

微循环的组成随器官而异。典型的微循环一般由微动脉、后微动脉、毛细血管前括约肌、真毛细血管、毛细血管、动脉—静脉吻合支和微静脉等七个部分组成，微循环的血液可通过三条途径由微动脉流向微静脉。

1.迂回通路

血流从微动脉经后微动脉、前毛细血管括约肌、毛细血管网，最后汇流至微静脉。由于毛细血管交织成网，迂回曲折，穿行于细胞之间，血流缓慢，加之毛细血管管壁薄，通透性又高。因此，此条通路是血液与组织进行物质交换的主要场所，故又称为营养通路。毛细血管是交替开放的。安静时，骨骼肌中毛细血管网大约只有20%处于开放状态；运动时，毛细血管开放数量增加，提高血液和组织之间的物质交换，为组织提供更多的营养物质。

2.直接通路

血流从微动脉通过毛细血管至微静脉。这条通路较直，流速较快，加之毛细血管管壁较厚，又承受较大的血流压力，故经常处于开放状态。因此，这条通路的作用不是在于物质交换，而是使一部分血液通过微循环快速返回心脏。

3.动脉—静脉短路

血流经动脉、通过动脉—静脉吻合支直接回到静脉。动脉—静脉吻合支的管壁厚，有完整的平滑肌层，多分布在皮肤、手掌、足底和耳郭，其口径变化与体温调节有关。当环境

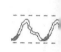

温度升高时，吻合支开放，上述组织的血流量增加，有利于散发热量；环境温度降低，吻合支关闭，有利于保存体内的热量。

（二）影响微循环血流量的因素

微动脉、毛细血管壁和微静脉的管壁主要含有平滑肌，它们的舒缩活动直接影响到微循环的血流量。

一是微动脉是毛细血管前阻力血管，在微循环中，起"总闸门"的作用，其口径决定了微循环的血流量。微动脉平滑肌主要受交感缩血管神经和体内缩血管活性物质（如儿茶酚胺、血管紧张素、加压素）等的影响。当交感神经兴奋以及缩血管活性物质在血中浓度增加时，微动脉收缩，毛细血管前阻力增大，一方面可以提高动脉血压，另一方面却减少微循环的血流量。

二是后微动脉壁和毛细血管前括约肌，也属毛细血管前阻力血管。在微循环中，它们起着"分闸门"的作用，它们的开闭直接影响到毛细血管的血流量。而该处的血流量对物质交换最为重要。后微动脉和毛细血管前括约肌很少或不受交感缩血管神经的支配，主要受体液因素的调节，它们的舒缩活动取决于儿茶酚胺等缩血管物质与舒血管物质的综合作用。当局部组织代谢增强或血液供给不足时，局部代谢产物（二氧化碳、氢离子、腺苷等）堆积和组胺增多，使后微动脉和毛细血管前括约肌舒张，毛细血管开放，血流量增加，代谢产物被运走，氧的供应改善。此时，后微动脉和毛细血管前括约肌处在体液中缩血管物质的影响下，产生收缩，毛细血管血流量减少，又造成上述的局部代谢产物的堆积，使后微动脉和毛细血管前括约肌舒张，血流量又增加，如此反复，在缩血管物质和局部舒血管物质的交替作用下，使毛细血管网交替开放，这就是微循环对血流量及血流分配所做的自身调节。当某一器官的活动增强时，代谢旺盛，代谢产物增多，该器官的血流量增加，其原因就是局部代谢产物发挥的舒血管效应。

三是微静脉属毛细血管后阻力血管，在微循环中，起"后闸门"的作用。其口径的变化在一定程度上控制着静脉回心血量。微静脉收缩，毛细血管后阻力增大，一方面造成微循环血液淤积；另一方面使静脉回心血量减少。微静脉平滑肌也受交感缩血管神经和体液中血管活性物质的影响。交感缩血管神经兴奋，微静脉收缩但不如微动脉明显；微静脉对儿茶酚胺的敏感性也较微动脉低，但对缺氧与酸性代谢产物的耐受性比微动脉大。

安静状态时，毛细血管仅有20%开放，即可容纳全身血量的5%～10%。可见微循环有很大的潜在容量。如果某些原因引起全身微循环毛细血管大量开放，循环血量将大量滞留在微循环内，导致静脉回心血量和心输出量减少，动脉血压即可下降。因此，微循环血流量直接与整体的循环血量密切相关。它不仅要保证局部器官组织的血流量，实现物质交换，而且要顾及全身的循环血量，使局部血流量与循环血量相统一。

（三）毛细血管内外的物质交换

毛细血管内外的物质交换是通过扩散、吞饮及滤过-重吸收三种方式进行的，其交换的速率取决于毛细血管壁的通透性。

毛细血管壁由单层内皮细胞组成，外面有一层基膜，总厚度约为0.15～0.50 μm，内皮细胞之间相互连接处存在细微裂隙，间距约为10～20 nm，为黏多糖类物质所填充，在其中有直径为4 nm左右的小孔，这是物质转运的途径之一。该小孔除了蛋白质难以通过外，血浆中和组织液中的水、各种晶体物质、小分子有机物均可以以扩散形式或滤过-重吸收的形式自由通过。内皮细胞膜的脂质双分子层是氧、二氧化碳及脂溶性物质

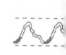

扩散的直接径路。此外，大分子物质的转运还可通过毛细血管内皮细胞的吞饮作用实现。

（四）组织液生成与回流的机制

根据滤过-重吸收学说，在毛细血管内存在着毛细血管血压及血浆胶体渗透压；而在组织间隙中有组织液静水压及组织液胶体渗透压。毛细血管内外这四种因素构成了两对力量：一对是毛细血管血压和组织液的胶体渗透压，它们是组织液的滤过力；一对是血浆胶体渗透压和组织液的静水压，它们是组织液的重吸收力。这两对力量之差称为有效滤过压。若有效滤过压为正值，则造成组织液的生成；若有效滤过压为负值，则组织液回流入血。有效滤过压可用下式来表示：

有效滤过压＝（毛细血管血压+组织液胶体渗透压）-（血浆胶体渗透压+组织液静水压）

人体的血浆胶体渗透压约为 3.3 kPa，动脉端毛细血管血压约为 4.0 kPa；静脉端毛细血管血压约为 1.6 kPa，组织液胶体渗透压约为 2.0 kPa；组织液静水压约为 1.3 kPa，故：

毛细血管动脉端有效滤过压约为（4.0+2.0）kPa-（3.3+1.3）kPa = 1.4 kPa。

毛细血管静脉端有效滤过压约为（1.6+2.0）kPa-（3.3+1.3）kPa = 1.0 kPa。

由此看来，在毛细血管动脉端为净滤过，静脉端为净回收。血液在毛细血管中流过，血压是逐渐下降的，有效滤过压也逐渐降低至零，再往下行，血压更低，有效滤过压转为负值，其结果是，毛细血管动脉端滤过的液体，约90%可在毛细血管静脉端重吸收入血，约10%的组织液则进入毛细淋巴管（经络），生成淋巴液（津液），淋巴液经淋巴系统又回到循环系统中。因此，形成了组织液生成与回流的动态平衡。

（五）影响组织液生成与回流的因素

正常情况下，组织液的生成与回流维持着动态平衡，是保证血浆与组织液含量相对稳定的重要因素，一旦因某种原因使动态平衡失调，将产生组织液减少（脱水）或组织液过多（水肿）的不良后果。根据组织液生成与回流机制，凡影响有效滤过压和毛细血管壁通透性的各种因素，都可以影响组织液的生成与回流。

1.毛细血管血压

毛细血管前阻力血管扩张时，毛细血管血压升高，有效滤过压增大。血管收缩或静脉压升高时，也可使组织液生成增加。如右心衰，因中心静脉压升高，静脉回流受阻，毛细血管后阻力增大，毛细血管血压升高，结果组织液生成增加，造成组织水肿。

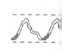

2.血浆胶体渗透压

若血浆蛋白减少，如长期饥饿、肝病而使血浆蛋白减少或肾病引起蛋白尿（血浆蛋白丢失过多），都可使血浆胶体渗透压降低，有效滤过压增大，组织液生成过多、回流减少而造成组织水肿。

3.淋巴回流

由于约10%的组织液是经淋巴管（经络）回流入血，故当淋巴液（津液）回流受阻（如丝虫病、肿瘤压迫等）时，受阻部位远端组织发生水肿。

4.毛细血管壁的通透性

毛细血管壁的通透性异常增加，致使部分血浆蛋白漏出血管，使得血浆胶体渗透压降低，组织液胶体渗透压升高，其结果是，有效滤过压增大，组织液生成增多，回流减少，引起局部水肿。

5.毛细血管壁的弹性

毛细血管壁的弹性降低——动脉硬化，既影响毛细血管的血流量，又影响毛细血管的通透性，还影响了毛细血管与组织的物质交换——新陈代谢，致使末梢组织供血不足，缺血、缺氧。

以上参考《微循环影像工作室》资料

二、疾病的微循环表现

甲襞是覆盖在指甲根部的皮肤褶皱，甲襞表面为鳞状上皮细胞所覆盖。其中有皮肤真皮突起形成的乳头，每一个乳头区有一支毛细血管，呈绊状，故称其为毛细血管绊。

毛细血管绊由较细的输入绊、绊顶和较粗的输出绊组成。正常大多呈"发夹状"。血流从输入支基底部流入，经绊顶从输出支基底部流出，流入毛细血管。输入支血流来自细动脉，回收输出支血液的也是细动脉。

以下从230例临床病人的646幅微循环图像中，筛选出以下14幅比较有代表意义的图像，来说明患病时的微循环改变：

1.基本正常的血管绊（图1）

基本正常的血管绊为发夹形，血管直，血管清晰、排列整齐、分布均匀、数目正常。

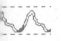

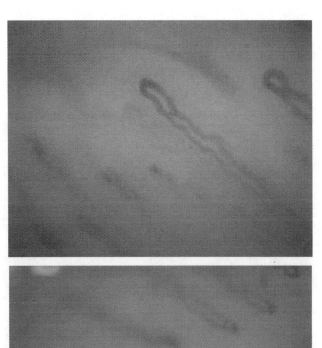

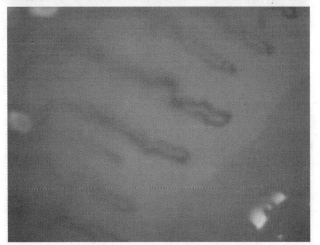

图1　基本正常的血管绊

此图像在正常人、疾病治愈后或疾病恢复期较常见。

此两张图像，采集于72岁患高血压、脂肪肝多年的女性患者，经中草药治疗，通过辨证、间歇性有时持续性服药共治疗六年。治愈后血脂正常，血压 140～150/70～80 mmHg；B超显示：脂肪肝改变消退、肝脏影像恢复正常。脉象：平、和缓。

2.管绊纤细（图2）

与高血压、冠心病、末梢供血不足、缺血性疾病、失眠、慢性炎症、糖尿病、老年性动脉硬化等疾病有关。

脉象：沉，细，弦。

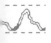

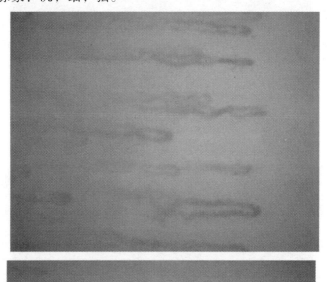

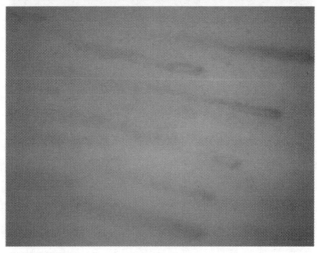

图2　管绊纤细

3.管绊短小（图3）

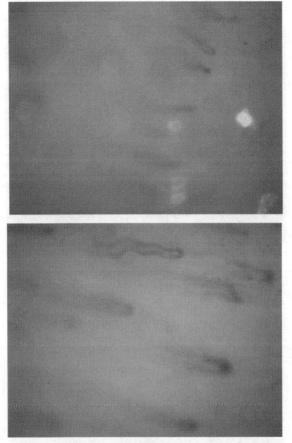

图3　管绊短小

末梢供血不良，外周循环不良，与动脉硬化、慢性炎症、便秘、糖尿病、冠心病、缺血性疾病有关。

脉象：沉，细，短。

4.舒张型

输入、输出支均明显扩张，粗细不均，血流缓慢，轻度血细胞聚集（图4），表明血管紧张度降低，血液回流不良，血黏度高，自主神经调节异常、炎症、高脂血症等疾病中常见。

脉象：沉、细、弱，散。

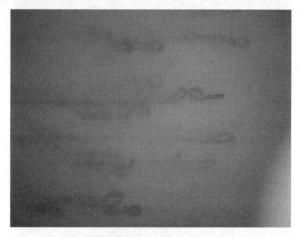

图4　舒张型

5.瘀血型

血管中有明显的瘀血现象，红细胞聚集严重，间织组织中有渗出（图5）。在肺心病、炎症急性期患者中常见。

脉象：濡，弱。

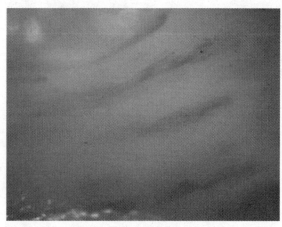

图5　瘀血型

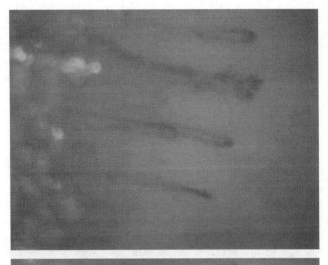

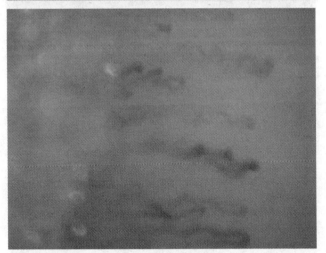

续图 5　瘀血型

6.畸形血管（图6）

在心、脑血管病、糖尿病、结缔组织病中常见。

脉象：沉，细，弦，伏。

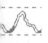

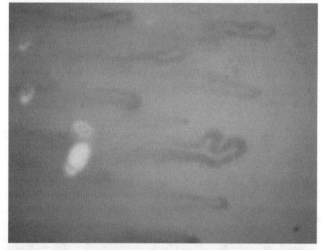

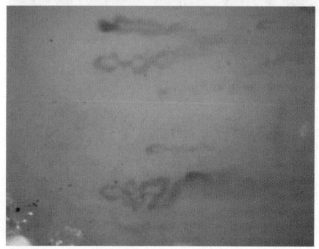

图6　畸形血管

7.增生型（图7）

在慢性缺血性疾病中常见。

　脉象：沉，弦，芤。

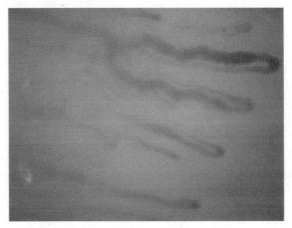

图7　增生型

8.绊顶极度膨大型

绊顶极度膨大是炎症充血、组织水肿的表现。

脉象：弱，濡，滑。

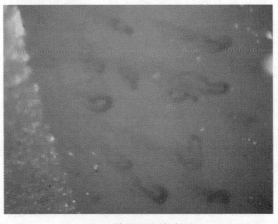

图8　绊顶极度膨大型

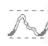

以上图片是从月经不调、盆腔炎、盆腔积液、阴道炎、宫颈糜烂、乳腺增生、不孕症、黄褐斑、痤疮、高血压、失眠、便秘、痛风等疾病患者，以及甲低（3例）、甲亢、母婴传播乙肝小三阳（1例）等疾病患者，共230例，左手无名指甲襞，所采集的646幅微循环影像图片中，挑选出来的14幅，用于初步了解微循环与疾病、脉象的关系。各种疾病患者均有不同程度、不同致病性细菌的感染。其中杂菌感染约占54%、支原体感染约占41%、霉菌感染约占4%，其余为滴虫、加德纳杆菌、衣原体或两种以上致病菌感染。但要想得出微循环图像与疾病、脉象之间的准确变化规律，尚需做更多、更艰苦、更细致的工作，才能得出正确的结论。从以上的观察仅能说明两点：一是任何疾病都与感染有关，证明了"感染是致病的罪魁祸首"；二是感染改变了肌体的新陈代谢，也改变了末梢循环，改变了心脏的功能、血管壁的弹性和通透性以及血液的黏稠度等。由于血液的成分和血管及周围组织的机能状态发生了改变，致使组织器官缺血、缺氧，出现了各种病理性改变。由于感染的程度和感染的时间长短以及感染所播散的范围有所不同，致使临床上出现了各种各样的疾病表现（症状），以及千变万化的脉象。

三、脉象与微循环

仅在急性、发热性疾病的患者，可以触到浮脉、洪脉。慢性病患者，由于患病后微循环——血管壁的改变，心功能、血液成分、血黏度的改变，以及血管周围组织发生的病理改变，致使机体组织出现供血不足的表现。脉象均由平脉转变为沉、细、弦、弱等病脉。根据病程和病理改变的多样化，还有很多兼脉出现。由于个体差异、病程长短、感染的程度、细菌的不同，同一种疾病的临床表现和病理改变也各不相同。临床表现和脉象也就千差万别。辨证时需要全面地四诊合参，认真地体会、感悟、检查、辨别、分析，才能得出对"证"的正确判断，从而选择正确的药物进行治疗。在治疗的过程中和治愈以后，患者的脉象和微循环图像也都随着病情的变化而在发生着变化。所以，脉象和微循环图像，都不是因为患了某种疾病，就必须出现某种脉象和微循环图像，而它们是因时、因地、因人而在变化的。它们不能作为诊断的依据，只能作为辨证的参考。从微循环图像的分析，仅可以了解，为什么临床上会有几十种脉象的变化。因为它们仅是血液循环和患病时的病理组织改变，在疾病的发生、发展、治疗的过程中，在临床上、病理上某个阶段的表现。所以，它们是动态的，而不是固定不变的。

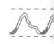

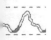

第三章　疾病的治疗

　　辨证是中医认识和诊断疾病的方法，辨证的过程就是诊断的过程。中医是从整体观出发，运用中医理论，将四诊所收集的病史、症状、体征以及现代的实验室检查数据等资料，进行综合分析，判断疾病的病因、病变的部位、性质、程度和正邪盛衰等情况，以及各种病变之间的关系，从而对疾病做出正确诊断的过程。

第一节　证与辨证

一、证

　　证是因疾病而导致的脏腑功能失调，在临床上所表现出来的症状的动态的综合，也就是疾病在某一阶段的发展状况，疾病的发展趋势，以及肌体的机能状态——正、邪、盛、衰，各脏腑的功能及其协调配合的状况，与机体的抗病能力的综合。

二、八纲辨证

　　八纲辨证即阴阳、表里、寒热、虚实的辨证。

　　1.阴阳

　　阴阳是概括病证类别的一对纲领，是八纲的总纲。即表、热、实属阳；里、虚、寒属阴。

　　阴证是体内阳气虚衰，或寒邪凝滞的病变和证候，其病属寒、属虚；阳证是体内热邪壅盛，或阳气亢盛的证候，其病属热、属实。

2.表里

表里是辨别病变部位、病情轻重、病势趋向的两个纲领。

表证，是六淫外邪从皮毛、口鼻侵入肌体，所致病位浅在肌肤的证候。表证多具有起病急、病程短、病位浅的特点；而里证，是表示病变部位在脏腑所致的证候。里证可由表邪不解、内传入里、侵犯脏腑所产生；或病邪直接侵犯脏腑而发病。

3.寒热

寒热是辨别疾病性质的两个纲领。寒热是阴阳偏盛偏衰的具体表现。"阳盛则热，阴盛则寒""阳虚则外寒，阴虚则内热"。

寒证是感受寒邪，或阳虚阴盛，肌体机能活动衰减所表现的证候。多因外感寒邪，或因内伤久病，耗伤阳气，阴寒偏盛而致。

热证，是感受热邪，或阳盛阴虚，表现为肌体机能活动亢奋的证候。本证多因外感热邪，或素体阳盛，或寒邪入里化热，或情志内伤，郁而化火，或过食辛辣，蓄积为热，而使体内阳热过盛；或因房事劳伤，阴精内耗，致使虚热内生而致。

真热假寒是由于内热过盛，阳气内郁不能外达，会出现一些假寒的现象。如：四肢厥冷，脉沉等。似属寒证，但身热不喜加衣，脉沉而有力，口渴喜冷饮，咽干口臭，谵语，小便短赤，大便秘结等。

真寒假热是由于阴寒内盛，迫阳于外。临床可见身热、面红、口渴、脉大，似为热证，但身热却欲加衣被，面红而四肢冷，口渴而喜热饮，脉大而无力，又见小便清长、大便稀、舌质淡、舌苔薄白等寒象，说明阴寒内盛是真，而外呈热象是假。

4.虚实

虚实是用于概括和辨别正气强弱和邪气盛衰的两个纲领。所谓属虚、属实是由邪气和正气相互斗争所决定的。

实证主要取决于邪气盛方面；而虚证主要取决于正气虚方面。如《素问·通评虚实论》说"邪气盛则实，精气夺则虚"。辨别疾病属虚属实，是治疗时确定补正或祛邪的依据。

（1）虚证

虚证是指人体正气不足，脏腑功能衰退所表现的证候。多见于素体虚弱，后天失调，或久病、重病之后，以及七情劳倦、房事过度等导致的阴阳气血亏虚而形成。但因气血阴阳虚损的程度不同，所以，临床又有气虚、血虚、阴虚、阳虚的区别。

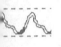

血虚证是指因血液不足，不能濡养脏腑、经脉、组织器官而出现的证候。主要临床表现是：面色苍白或萎黄，唇色淡白，头晕眼花，心悸失眠，手足麻木，妇女月经量少、延期或经闭。舌质淡，脉细无力。

气虚证是指全身或某一脏腑机能减退而出现的证候。主要临床表现是：面白无华，少气懒言，语音低微，疲倦无力，自汗，动则诸证加剧。舌淡，脉虚弱。

阴虚证是肌体阴液亏损的证候。主要临床表现为：午后潮热，盗汗，颧红，咽干，手足心热，小便短黄。舌红少苔，脉细数。

阳虚证是肌体阳气不足的证候。主要临床表现是：形寒肢冷，面色苍白而无华，神疲乏力。自汗，口淡不渴，尿清长，大便稀溏。舌淡苔白，脉弱。

（2）实证

实证是指邪气过盛或脏腑功能活动亢盛所表现的证候。实证的形成，一是外感六淫邪气侵入人体；二是由于脏腑功能失调，以致痰饮、水湿、瘀血等病理产物停留在体内所致。由于邪气性质及所在部位不同，所以临床表现也不一样。一般常见的有发热，形体壮实，声高气粗，精神亢奋，易烦躁，胸胁脘腹胀满，疼痛拒按，大便秘结或热痢，里急后重，小便赤短等。舌苔厚腻，脉实有力。

二、脏腑辨证

脏腑辨证是根据脏腑的生理功能、病理表现，结合八纲、病因、气血等理论，通过由四诊及各种检查所收集到的资料，进行分析和归纳，借以推究病机，判断疾病的部位、性质、正邪盛衰的一种辨证方法。由于每个脏腑的生理功能不同，所以，它所反映出来的病证也不相同。医生应根据不同脏腑的生理功能及其病理变化，来分辨疾病的病证，为治疗提供依据。

1.心与小肠病证

心的主要功能是主血脉和主神志。心开窍于舌，与小肠相表里，故心的病变，多表现在血液运行障碍和神志异常等方面。

小肠主泌别清浊，故小肠有病变时，会使大、小便失常。

心病的常见症状是心悸、心烦、心痛（左侧前胸、左侧后背、左肩）、失眠多梦、健忘、谵语。

（1）心气虚，心阳虚

以心的常见症状与气虚共见者为心气虚；与阳虚共见者为心阳虚。本证多由久病体虚、禀赋不足、暴病伤正或高龄脏气亏虚等因素引起。

（2）心血虚，心阴虚

心血虚是心血亏虚、心失濡养所表现的证候；心阴虚是心阴亏损、虚热内扰所表现的证候。

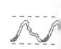

（3）心火炽热

常因七情郁久化火，或六淫内郁化火，或过食辛辣食物及温补药物而致。

（4）心血瘀阻

心血瘀阻是瘀血、痰浊阻滞心脉所表现的证候。因阳气不足，血液运行无力，使瘀血内阻、痰浊停聚而致心脉痹阻。

（5）痰迷心窍

痰迷心窍是痰浊蒙闭心神所表现的证候。多因七情所伤，肝气郁结，气郁生痰；或因感受湿浊，阻塞气机，气结痰凝，痰浊阻闭心神而致。

（6）痰火扰心

痰火扰心是火热痰浊之邪，侵扰心神所致。外感热病，邪热亢盛，炼液为痰，热痰内扰心神，神志不宁，故见狂躁谵语。发热、面赤气粗、痰黄、喉中痰鸣。舌红苔黄腻。内伤病中，因痰火扰心而见失眠、心烦。若出现神志错乱、哭笑无常，则为痰火内扰心神所致。

（7）小肠实热

小肠实热是指小肠里热炽盛所表现的证候，多由心热下移小肠所致。心与小肠相表里，小肠有分清泌浊的功能，使水液下渗膀胱。心移热于小肠，故小便赤涩，尿道灼痛；热盛灼伤血络，故见尿血；心火内炽，热扰心神，则心烦；心火上炎，则口舌生疮。舌红苔黄，脉数。

2.肺与大肠病证

肺的主要功能是主气，司呼吸，主宣发肃降，通调水道。肺，外合皮毛，开窍于鼻，与大肠相表里。大肠主传导，排泄糟粕。

肺病的常见症状：咳嗽、气喘、胸痛。

（1）肺气虚

肺气虚是指肺气不足所表现的证候。多因久咳久喘耗伤肺气，或禀赋不足，或由其他脏腑病变影响及肺，以致肺的主气功能减弱而致，故咳喘无力、气短。

（2）肺阴虚

肺阴虚是指肺阴不足、虚热内生所反映的病证。多因久咳伤阴，痨虫袭肺，邪热恋肺耗伤肺阴而致。干咳无痰，或痰少而稠，或咳痰带血，口干咽燥，声音嘶哑，形体消瘦，颧热潮红，盗汗，舌红少津，脉细数。

肺为娇脏，性喜清肃柔润，肺阴不足，虚热内生，肺为热蒸，气机上逆，而为咳嗽。津为热灼，炼液成痰，故痰少质黏。

（3）风寒束肺

风寒束肺是指感受风寒、肺卫失宣所表现的证候。感受风寒肺气被束，肺失宣降，肺气上逆而咳嗽。寒属阴，故痰液稀薄色白。鼻为肺窍，肺气失宣，故鼻塞流清涕。肺主气属卫，邪客肺卫，卫气郁遏则恶寒，正气抗邪则发热，毛窍郁闭则无汗。脉浮紧，苔薄白。

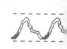

（4）风热犯肺

风热犯肺是指由风热之邪侵犯肺卫所表现的证候。由外感风热之邪袭肺，肺失宣降，卫气失调。肺气上逆而咳嗽。热伤津液，故口渴。热灼津液为痰，故痰稠黄不爽。咽喉为肺之门户，风热上壅，故咽喉痛。头身痛，恶风发热。舌尖红，苔薄黄，脉浮数。

（5）燥邪犯肺

燥邪犯肺是燥邪侵犯肺卫所表现的证候。干咳无痰，或痰少而黏，不易咳出。唇、舌、咽、鼻、皮肤干燥，大便秘结。燥邪犯肺，最易耗伤肺津，津亏液少，肺失清肃，故干咳无痰，痰少而黏，不易咳出。

燥，又有凉燥与温燥之分。凉燥性近于寒，故表证近似风寒；温燥性近于热，故表证近似于风热。

（6）痰热壅肺

痰热壅肺是指热邪夹痰内壅于肺所表现的实热证候。咳嗽气喘，呼吸急促，小便黄，大便秘结。

多因温热之邪从口鼻而入，或由风热或风寒入里，郁而化热。痰热郁阻，肺气不利，宣降失常，故有咳嗽、呼吸急促、痰黄稠。痰热阻滞肺络，则胸痛，咳吐血腥臭痰。热扰心神，则烦躁不安，发热口渴。舌红，苔黄腻，脉滑数。

（7）痰湿阻肺

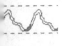

痰湿阻肺是指痰湿阻滞于肺而表现的证候。咳嗽痰多性黏，色白易咳，胸闷、气喘、喉中痰鸣。舌淡，苔白腻，脉滑。

常因脾气亏虚，或久咳伤肺，或感受寒湿等病邪侵袭肺脏，使宣降失常，肺不布津，水液停聚而为痰湿。

（8）大肠湿热

大肠湿热是湿热蕴结于大肠所表现的证候。腹痛泻泄秽浊，或下痢脓血，里急后重，肛门灼热，小便短赤，发热口苦。舌红，苔黄腻，脉滑数。

多由饮食不节，或过食生冷，或饮食不洁之物，致暑湿热毒侵犯肠胃。湿热蕴结，下注大肠，损伤大肠。湿热蕴结大肠，气机阻滞，故腹痛，里急后重。湿热熏灼肠道，脉络损伤，血腐为脓，故下痢脓血。因湿热下注大肠，出传道失司，则泄泻秽浊，肛门灼热。

（9）大肠津亏

大肠津亏是由于阴液亏虚，不能濡养大肠所表现的证候。大便秘结干燥，难以排出，常数日一行。口干咽燥，或伴口臭、头晕等。舌红少津，苔黄燥，脉细。

大肠津亏，多由素体阴虚；或久病伤阴；或热病津伤未复；或妇女产后出血过多；或因老年，津液的生成，输布和排泄障碍，而致津液亏虚等因素所致。津液不足，肠失濡润，以致大便干结；阴液亏虚，不能上承，故口干咽燥；大肠腑气不通，浊气不泄，致胃失和降，清阳被扰，故口臭、头晕。

3.脾与胃病病证

脾的主要功能是主运化、统血。胃的主要功能是主受纳、腐熟。脾与胃相表里，脾升胃降，燥湿相济，共同完成饮水食物的消化、吸收与输布，为气血生化之源、后天之本。

脾病以虚证常见。以阳气虚衰、运化失调、水湿痰饮内生以及气虚下陷为常见，如食入不化、腹胀、便溏、浮肿、出血等。

胃病以受纳腐熟功能障碍、胃气上逆为主要病理改变。胃的主要病症有脘腹胀痛、呕吐、嗳气、呃逆等。

（1）脾气虚

脾气虚是指脾气不足、失其健运而表现的证候。多由饮食不节或饮食失调，或过度劳累，或病久虚损，或由其他疾病的影响，损伤脾气而致。

脾主运化，脾气虚则运化失常，故食少纳呆；食后脘腹胀满，水湿不化，留注肠中，则便溏或先干后溏。脾气虚弱，气血生化不足，四肢肌肉无以充养，故少气懒言，四肢倦怠，消瘦，面色萎黄。舌质淡，舌苔白，脉缓弱。

（2）脾阳虚

脾阳虚是指脾阳虚衰、阴寒内盛所表现的证候。多由脾气虚发展而来，也可因饮食失调、过食生冷或过用寒凉药物损伤脾阳而致。

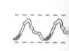

脾阳虚，运化减弱，故腹胀纳少。阳虚阴盛，寒从中生，寒凝气滞，故脘腹冷痛，喜温喜按。水湿内盛而不化，留注肠中，故大便稀溏，甚则泄泻清谷。中焦虚寒，故口淡不渴。脾阳虚，水湿不能运化，溢于肌肤，则四肢浮肿。脾湿下注，则白带清稀、量多。形寒肢冷，舌质淡，舌体胖，舌苔白滑，脉迟无力。

（3）中气下陷

中气下陷是指脾气虚，主升的功能失常所表现的证候。多由脾气虚发展而来，也可因素体虚弱、久泻久痢、过度劳倦等而致。

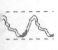

脾气主升，能升发清阳和升举内脏。脾气虚，升举无力，内脏无托，故脘腹坠胀，便意频数，或见脱肛，内脏下垂。清阳不升，反而下陷，固摄无权，故久痢不止，小便混浊如米泔。清阳之气不能上升于头，故头晕目眩，少气无力，肢体倦怠，食少便溏。舌质淡，苔白，脉虚弱。

（4）脾不统血

脾不统血是指脾气虚不能统摄血液所表现的证候。多因久病脾气虚弱，或劳倦伤脾，以致气虚统摄无权。

脾气虚弱，不能统摄，血液不能循经而行，证见鼻衄、齿衄；溢于肌肤，则见肌衄；溢于胃肠，则见便血；溢于膀胱，则见尿血。脾虚统血无权，冲任不固，故月经过多，崩漏。食少便溏，神疲乏力。舌质淡，脉细弱。

（5）寒湿困脾

寒湿困脾指寒湿内盛、脾阳受困所表现的证候。多因食凉饮冷，过食生冷瓜果，致寒湿停于中焦；或因冒雨涉水，居住潮湿，寒湿之邪内侵脾胃；或因内湿素盛，脾阳被困，以致寒湿内生。

脾为湿邪所困，运化功能受阻，升降失常，故脘腹胀闷，不思饮食，泛呕欲吐，腹痛溏泻。湿性黏滞重浊，阳气被困，故头重身困，口黏不爽。中阳被寒湿所困，不能运化水湿，水湿溢于肌肤，则浮肿。舌质淡，舌体胖，苔白腻，脉濡缓。

（6）脾胃湿热

脾胃湿热是湿热蕴结脾胃所表现的证候。由感受湿热外邪，或饮食不节，或过食肥甘厚味，酿成湿热，内蕴脾胃而致。

湿热之邪蕴结脾胃，受纳运化失职，升降失常，故脘腹痞闷，恶心欲吐，湿热上泛，故口黏而甜。湿性黏滞重浊，湿热阻遏，故身重困倦，大便溏泻不爽，小便短赤不利。湿性黏滞，湿热互结，故身热起伏，不为汗解。湿热内蕴脾胃，熏蒸肝胆，胆汁不循常道而外溢，故面目肌肤发黄，皮肤发痒。舌红，苔黄腻，脉滑数。

（7）胃阴虚

胃阴虚是指胃阴亏虚所表现的证候。多因湿热病后热盛伤津，或胃火炽盛，脾胃湿热，或肝火犯胃，或嗜食辛辣而致。

胃阴不足，胃阳偏亢，虚热内生，热郁胃中，胃气不和，致胃脘隐痛，饥不欲食。胃阴亏虚不能滋润咽喉，则口干咽燥；不能濡润大肠，故大便干结。胃失阴液滋润，胃气不和，则脘痞不舒；阴虚热扰，胃气上逆，则干呕呃逆。舌红少津，脉细数。

（8）寒凝胃脘

寒凝胃脘是指阴寒凝滞胃脘所表现的证候。多由过食生冷，或脘腹受凉，以致寒凝于胃，或因脾胃阳气素虚，水饮内停于胃而致。

寒邪在胃，胃阳被困，气机郁滞，故胃脘冷痛，温则寒气散，故得温则减。寒邪内盛，阴不耗津，故口淡不渴，以上为

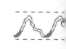

寒凝胃脘，属实证。若脾胃阳气素虚，不能运化精微，致水液内停，而为水饮。饮停于胃，水饮不化而上逆，故口泛清水；若脘腹水声漉漉，呕吐清水，为寒饮停胃。舌淡，苔白滑，脉弦。

（9）胃火炽盛

胃火炽盛是指胃中火热炽盛所表现的实热证候。多由平素过食辛辣之品，化热生火；或情志不遂，气郁化火；或邪热犯胃而致。

胃火内炽，煎灼津液，故胃脘灼热疼痛，渴喜冷饮。肝经郁火横逆，肝胃气火上逆，则吐酸嘈杂，呕吐，或食入即吐。胃热盛，腐熟水谷功能亢进，故消谷善饥；胃的经脉上络齿龈，胃热上蒸，故口臭，齿龈肿痛或溃烂；若灼伤血络，迫血妄行，则齿衄；大便秘结，小便短黄。舌质红，舌苔黄，脉滑数。

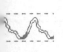

（10）食滞胃脘

食滞胃脘是指食物停滞胃脘所表现的证候。多因饮食不节，暴饮暴食，或吃不易消化的食物，引起宿食停滞于胃而致。

食滞于胃脘，阻滞气机，故脘腹胀满疼痛。胃失和降而上逆，胃中腐败谷物夹腐浊之气上逆，故见嗳腐吞酸，或呕吐酸腐馊食，厌食。吐后实邪得消，故胀痛得减。若食浊下趋，积于肠道，则腹痛，腹泻，矢气酸臭，泻下之物酸腐秽臭。舌苔厚腻，脉滑。

4.肝与胆病病证

肝的主要功能：主藏血，主疏泄，主筋。肝，开窍于目，与胆胰相表里；胆，贮藏排泄胆汁；胰，排泄胰液以助消化。胰制造胰岛素，调节血糖，参与碳水化合物代谢，并与情志有关。虚证多见肝阴虚，肝血不足；实证多见气郁火盛及寒邪、湿热等侵犯；而肝阳上亢，肝风内动，多为虚实夹杂。

（1）肝气郁结

肝气郁结是指肝失疏泄、气机郁滞所表现的证候。多因情志不遂，肝的疏泄功能失常，肝气郁结，甚则气滞血瘀。

肝失疏泄，气机郁滞不畅，故精神抑郁，易怒，胸闷不舒，喜叹息。因肝脉布胁肋，肝郁气滞，经脉不利，故胸胁、少腹胀闷窜痛。肝失疏泄，脾胃升降失调，故纳呆、嗳气。气郁生痰，痰随气逆，痰气搏结于咽喉，故咽部有异物梗阻感。痰气积聚于颈部，则为瘿瘤。肝气郁结，气血不畅，冲任失调，故月经不调、经前乳房胀痛。如肝气郁结，经久不愈，气病及血，导致气滞血瘀，则可成癥瘕痞块，痛经，闭经，乳腺增生等，并见胁痛如锥刺。舌质紫暗或边有瘀斑，脉弦涩。

（2）肝火上炎

肝火上炎是指肝经气火上逆所表现的实热证候。多因情志不遂，肝郁化火，或过食烟酒肥腻，蕴热化火，或因外感火热之邪而致。

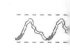

肝之经脉系眼目，达头顶，肝火上攻于头，故头痛眩晕，面红目赤肿痛。胆经绕耳，下络于肝，肝火循经上扰于耳，则耳鸣耳聋。其特点为突然发作，鸣声如潮。肝火内盛，不能疏泄情志，故急躁易怒；不能藏神，故失眠，噩梦纷纭。火热盛，肝不藏血，血热妄行，则吐血、衄血。口干，尿黄，便秘。舌红苔黄，脉弦数。

（3）肝血虚

肝血虚是指因肝藏血不足，导致肝血亏虚所表现的证候。多因生血不足，或失血过多，或久病耗伤肝血所致。

肝血不足，不能上荣于头面，故眩晕，面白无华，舌淡；肝开窍于目，肝血不足，不能上荣于目，故视物模糊，目干

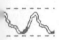

涩，夜盲；肝主筋，其华在爪，肝血亏虚，血不养筋，故肢体麻木，筋脉拘挛，爪甲不荣；肝血不足，血海空虚，故经少经闭。血少，脉失充盈，故脉细。

（4）肝阴虚

肝阴虚是指肝阴不足、虚热内扰所表现的证候。多因情志不遂，气郁化火，或因阳亢日久，温热病后期，耗伤肝阴，或因肾阴虚，水不涵木，而致肝阴不足。肝阴不足，不能上滋头目，则头晕、头痛、耳鸣；肝阴不足，不能濡养肝络，故胁肋隐痛；肝血不足，不能上注于目，则两目干涩，视物模糊；阴虚生内热，热扰心神，故烦躁、失眠、五心烦热、潮热、盗汗、咽干口燥。舌红少津，脉细数。

（5）肝阳上亢

肝阳上亢是指肝失疏泄，肝气亢奋。或肝、肾阴虚，阴不潜阳，肝阳上扰头目所表现的证候。本证系由素体阳旺，或内伤七情，或久病与慢性病耗伤肝肾阴液所致。

肝阳上亢，是肝的阴阳失调，既可从阳亢开始，也可从阴虚开始。阳亢，初期多为实证；阳亢易于化火，耗伤肝阴，或下劫肾阴，而形成虚实夹杂证；阴虚，肝阴不足，阴不敛阳；或肾阴不足，水不涵木，形成阴虚阳亢的本虚标实证。

肝失疏泄，肝气亢奋，或肝阴不足，肝阳上扰头目，故头胀痛、眩晕、目胀，或面部烘热。肝阳化火，故见急躁易怒，面红目赤，口苦咽干。小便黄，大便秘结。舌红苔黄，脉弦数。

精血不足，则两目干涩。肝肾阴虚，精气不能上充于耳，故耳聋耳鸣。肝主筋，肾主骨。阴虚火动，筋骨失养，故腰膝酸软、五心烦热。舌红少苔，脉弦细数。

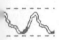

（6）肝风内动

凡疾病过程中出现动摇、眩晕、抽搐等症状的，都叫"肝风"。一般常有肝阳化风、热极生风与血虚生风三种。

肝阳化风是指肝阳亢逆、无制，而表现风动的证候。多由肝阳上亢发展而来，常因肝肾阴液极度亏损，阴不制阳，肝阳亢逆无制，阳动而为风。阳亢于上，阴亏于下，则风自内生，上达巅顶，横窜脉络。除有面红目赤、烦躁易怒外，还有眩晕欲仆、肢体麻木、震颤头摇等动风之象。上盛下虚，故步履不稳，行走飘浮。凡阳盛，则可灼液成痰。若风热夹痰上扰，蒙蔽清窍，则猝然昏倒，不省人事。若风痰窜络，经气不利，则口眼㖞斜，半身不遂，舌强语謇。

热极生风是指热邪亢盛，引起抽搐等动风的证候。多见于外感温热病中，热邪炽盛，燔灼肝经，筋脉失养而动风。抽搐项强，角弓反张，两目上翻。热入心包，心神被扰，则烦躁不宁；蒙蔽心窍，则神志昏迷。高烧、口渴。舌红苔黄，脉数。

血虚生风是指血虚筋脉失养所表现的风动证候。多由急慢性出血或久病血虚所引起。

（7）肝胆湿热

肝胆湿热是指湿热蕴结肝胆所表现的证候。多由感受湿热之邪，或嗜酒肥甘，化生湿热，或脾胃运化失常，湿浊内生，湿郁化热，湿热蕴结肝胆而致。

湿热内蕴，肝胆疏泄失常，气机郁滞，故胁肋胀痛。湿热熏蒸，胆气上溢则口苦，胆汁不循常道而外溢，则面目周身发黄、发热。湿热郁阻，脾胃升降失常，故纳呆、腹胀、呕恶，大便或溏或便秘。肝脉绕阴器，湿热下注，可见阴囊湿疹或睾丸肿痛，在妇女则见外阴瘙痒、带下黄臭。

（8）寒凝肝脉

寒凝肝脉是指寒邪凝滞肝脉所表现的证候。多因外感寒邪侵袭肝经，使气血凝滞而发病。肝脉绕阴器抵少腹，寒凝肝脉，气血凝涩，故少腹胀痛，睾丸坠胀。寒则气血凝滞，故遇寒痛重。寒主收引，肝脉受寒，则见阴囊冷缩，痛引少腹，苔白，脉沉弦。

（9）胆部痰扰

胆部痰扰是指胆失疏泄、痰热内扰所表现的证候。多由情志不遂，气郁化火生痰，痰热内扰，胆气不宁而致。

痰热内扰，胆气不宁，故惊悸不寐，烦躁不安。胆热犯胃，胃气上逆，故泛恶呕吐。胆气瘀滞，可见胸闷胁胀。痰热循经上扰，则头晕、目眩、耳鸣。舌苔黄腻，脉滑。

5.肾与膀胱病证

肾的主要功能是藏精，主水，主骨生髓充脑，主纳气。肾开窍于耳及二阴。膀胱有贮尿、排尿之功能。

肾为先天之本，藏真阴而寓元阳，只宜固存，不宜泄漏。此外，任何疾病发展到严重阶段，都可累及肾。

（1）肾阳虚

肾阳虚是指肾脏阳气虚衰所表现的证候。多因素体阳虚，年高肾亏，或久病及肾，房劳过度，损耗肾阳而致。

腰为肾之府，肾主骨，主生殖。肾阳虚则腰膝酸软，头晕耳鸣。阳气不能温煦肌肤，故形寒肢冷。肾处下焦，阳气不足，阴寒盛于下，故两足发冷更明显。气血亏损，故面色苍白，神疲乏力。肾主生殖，肾阳不足，生殖机能减退，故阳痿。肾阳不能温脾阳，故五更泻。肾阳不足，膀胱气化功能障碍，故尿少、浮肿。舌质淡胖，脉沉弱。

（2）肾气不固

肾气不固指肾气亏虚、固摄无权所表现的证候。多由年高肾气衰弱；或年幼，肾气不充；或因久病，劳损伤肾，致肾气亏损，失其封藏固摄之权所致。肾气不固，膀胱失约，不能贮藏尿液，故见小便频数清长，遗尿，小便失禁，尿后余沥。夜间为阴盛阳衰之时，肾气虚，则阴寒更甚，故夜尿多。肾失封藏，精关不固，故滑精、早泄；不能固胎涩带，固白带清稀、滑胎，腰膝酸软。舌淡苔白，脉弱。

（3）肾虚水泛

肾虚水泛是指肾阳虚，不能主水，水湿泛滥所表现的证候。此证多由素体虚弱、久病失养，肾阳衰弱，不能温化水液，以致水湿泛滥而致。肾阳虚衰，膀胱不能气化津液，故小便不利而尿少。肾阳虚不能化气行水，水溢于肌肤，停于胃肠，故全身水肿，腹胀满。水液不能蒸腾，势必趋下，故腰以下肿甚。若水凌心肺，致心阳受阻，肺失肃降，则见心悸，呼吸气促，喘咳痰鸣。肾阳虚，不能温煦四肢，则形寒肢冷。舌体胖嫩有齿痕，苔白滑，脉沉细。

（4）肾不纳气

肾不纳气是指肾气虚衰，气不归元所表现的证候。多由久病咳喘，肺虚及肾，或年老体弱肾气虚衰，或劳伤肾气而致。本证实际是肺肾气虚的一种综合表现。

肺主气，肾主纳气。肺为气之主，肾为气之根。肾气虚，下元不固，气失摄纳，故呼多吸少，气不得续，气短喘促。动则耗气，肾气益虚，故动则喘息益甚。自汗神疲，声音低怯，腰膝酸软。舌淡苔白，脉沉细无力，为肺肾气虚之证候。若肾气不足，久延伤阴，或素体阴虚，则可兼见颧红心烦、咽干口燥、舌红苔少、脉细数等肾气阴两虚之证候。若肾气虚极，导

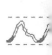

致肾阳衰微，则可见喘息加剧，冷汗淋漓，肢冷面青，脉浮大无根。

（5）肾精不足

肾精不足是指肾精亏损，反映为生殖、生长机能低下所表现的证候。多因禀赋不足、先天元气不充，或后天失养、久病不愈、房劳过度等而致。

肾精不足，即肾虚。它与肾阳虚和肾阴虚的不同，是仅有虚象，而没有明显的虚寒或虚热的现象。

肾精亏少，肾气不足，则性机能减退，男子精少不育，女子经闭不孕。精亏则髓少，髓少不能充骨养脑，骨骼失充，脑髓空虚。故小儿可见五迟（立迟、行迟、发迟、语迟、齿迟）、五软（头软、项软、手足软、肌软、口软）；成人则见发脱齿摇、耳鸣耳聋、健忘恍惚等衰老现象以及足痿无力。

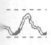

（6）肾阴虚

肾阴虚是指肾阴液亏虚，虚热内扰所表现的证候。此证多由久病伤肾，或房事过度，或失血耗液，或过服温燥劫阴之品，或急性热病后，或情志内伤耗伤肾阴所致。

肾阴亏虚，不能生髓充骨养脑，故头晕、健忘、腰膝酸软、耳鸣、耳聋、发落齿摇、足跟痛。肾阴不足，虚热内生，故见颧红、五心烦热、失眠多梦、口干咽燥。肾阴虚而精少，故男子不育，女子经闭不孕。虚热内扰，故男子遗精、女子崩漏。舌红，脉细数。

（7）膀胱湿热

膀胱湿热是指湿热蕴结膀胱所表现的证候。多由外感湿热之邪蕴结膀胱，或饮食不节，湿热内生，下注膀胱而致。

湿热蕴结，膀胱气化失常，故小便短涩不利，淋漓不尽。湿热下迫尿道，故尿频、尿急、尿赤混浊。湿热阻滞，故尿痛。伤及阴络，则尿血。湿热煎熬津液，渣滓沉结而成砂石。湿热郁蒸，可见发热。膀胱与肾相表里，腑病及脏，湿热阻滞肾府，故见腰痛。

6.脏腑兼病

人体各脏腑之间，生理功能上是相互密切联系的。因而，发生病变时也互相影响。凡两个以上脏腑相继或同时发病者，即为脏腑兼病。

脏腑兼证，有具有表里关系的；也有其他脏与脏、腑与腑的兼证。如：

（1）心肺气虚

心肺气虚是指心肺两脏气虚所表现的证候。多由久病咳嗽，耗伤心肺之气，或禀赋不足，年高体弱而致。

肺主呼吸，心主血脉。赖宗气的推动作用，协调两脏的功能。肺气虚弱，宗气生成不足，则使心气也虚。反之，心气先虚，宗气耗散，也致肺气不足，从而导致心肺气虚。

宗气不足，心的鼓动力弱，故心悸，脉细无力。宗气不能推动以行呼吸，则咳喘、气短，声音低怯。胸阳不振，肺气不宣，则胸闷。肺气不能输布津液，则成痰饮，而痰液清稀。头晕、神疲、自汗、乏力；面白无华。舌淡，脉细无力。

（2）心脾两虚

心脾两虚是指心血亏虚、脾气虚弱所表现的证候。多由久病失调，慢性出血，或思虑过度，或饮食不节，以致心血耗伤，脾气受损。

脾为生血之源，又具统血功能。脾气虚弱，生血不足，或统摄无权，血溢脉外，则导致心血虚。心血不足，无以化气，则脾气也虚，因而形成心脾两虚之证。

心血不足，神失所藏，故心悸健忘、失眠多梦。脾气虚，脾失健运，故食少、腹胀、便溏、倦怠乏力、面色萎黄。脾虚不能摄血，故皮下出血，月经量多色淡、崩漏。气血生化无源，故经少、经闭。舌淡，脉细弱。

（3）心肾不交

心肾不交是指心、肾水火既济失调所表现的证候。多由久病伤阴，或房事过度，或思虑太过，情志化火，或外感热病，心火独亢等因素而致。

正常情况下，心火下温肾水，使肾水不寒；肾水上济心火，使心火不亢。水火互济，心肾阴阳得以协调，称之为水火既济。若肾水不足，不能上滋心阴，则心阳偏亢，或心火亢于上，内耗阴精，致肾阴亏于下。心肾水火失去了协调既济的关系，就形成了心肾不交的病证。

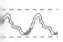

肾水不升，心火无制，心神不安，故心烦失眠、心悸、健忘。肾阴虚，则腰膝酸软。虚火内扰，精关不固，故遗精多梦，潮热盗汗，小便短赤。舌红少苔，脉细数。

（4）心肾阳虚

心肾阳虚是指心肾阳气虚衰、失去温运而表现的虚寒证候。多由久病不愈，或劳倦内伤而致。

由于心阳虚衰，病久及肾，肾阳也衰；或是肾阳亏虚，气化无权，水气泛滥，上凌于心，以致心肾阳虚。

阳虚不能温养肌体，故形寒肢冷。心肾阳虚，鼓动乏力，不能温运血液而血行瘀滞，故心悸，唇甲青紫，舌青紫暗淡，脉沉微。心肾阳衰，以致肾阳不能气化水液，而水液内停，故小便不利，泛滥肌肤则浮肿，水气凌心则喘息。

（5）肝脾不调

肝脾不调是指肝失疏泄、脾失健运所表现的证候。

肝失疏泄，气机不利，每致脾失健运，为肝病及脾。反之，脾失健运，气滞于中，湿阻于内，也能影响肝气的疏泄，而为脾病及肝，从而形成肝脾不调。

肝失疏泄，肝郁气滞，则胁肋胀闷疼痛，情志抑郁或急躁易怒。脾失健运，则腹胀、纳呆、便溏。肝郁乘脾，气机失调，脾失健运，清气不升，故腹痛泄泻。泻后气滞得畅，故泻后疼痛缓解。苔白腻，脉弦。

（6）肝胃不和

肝胃不和是指肝失疏泄，胃失和降所表现的证候。多因情志不遂，肝气横逆犯胃，胃失和降；也可因饮食不节等伤胃，使胃失和降，影响肝之疏泄而致。

肝郁气滞，经气不利，故胁肋胀痛；肝气横逆，气滞于胃脘，故胃脘胀痛。胃失和降，故呃逆嗳气。气郁于胃中而生热，故吞酸嘈杂。苔黄，性情郁闷，或烦躁易怒，为肝气郁结、肝失条达所致。

（7）肝火犯肺

肝火犯肺是指肝经气火上逆犯肺所表现的证候。多因情志郁结，肝郁化火，上逆犯肺，肺失肃降而致。

肝气升发，肺气肃降，二者升降相因，则气机调畅。肝脉贯膈上肺，肝气升发太过，气火上逆，循经犯肺，便成肝火犯肺证。

肝郁化火，故胁肋灼痛，急躁易怒。肝火上逆犯肺，肺失清肃，故咳逆上气。若火热灼伤肺络，则咯血。肝火上炎，故烦热口苦，头眩目赤。舌红，苔薄黄，脉弦数。

（8）肝肾阴虚

肝肾阴虚是指肝肾两脏阴液亏虚所表现的证候。多由久病失调、房事过度、情志内伤等引起。肝肾同源，肝阴与肾阴互相滋长。盛则同盛，衰则同衰。肾阴不足，则水不涵木，因而

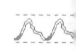

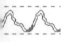

肝阴也亏；肝阴不足，则累及肾阴，以致肾阴也亏，形成肝肾阴虚。肝肾阴虚，虚火上扰，故头晕目眩、耳鸣。肝阴不足，目和肝之经脉失养，故视物模糊、胁痛。冲任隶属于肝肾，肝肾阴亏，冲任失养，故月经不调。虚火扰动精室，则遗精、五心烦热、盗汗、咽干、颧红。舌红少苔或无苔，脉细数。

（9）肺脾气虚

肺脾气虚是指肺、脾两脏气虚所表现的证候。

多由久病咳喘，肺虚及脾，或饮食不节，劳倦伤脾，不能输精于肺而致。

脾主运化，脾虚失运，精气不能上输于肺，肺因之而虚损。肺失宣降，也可影响脾之运化；脾肺之气均不足，水津无以布散，痰湿由之内生，形成肺脾气虚。

久咳不止，肺气受损，故久咳气短而喘。气虚水津不布，聚湿生痰，则痰多稀白。脾虚运化失常，故食欲不振，腹胀便溏。脾不运湿，气不行水，故面浮足肿。舌质淡，舌苔白，脉细弱。

（10）肺肾阴虚

肺肾阴虚是指肺、肾两脏阴液不足所表现的证候。本证多由久咳耗伤肺阴，进而耗伤肾阴；或由于肾阴不足，不能滋养肺阴，以致肺肾阴虚。

阴虚肺燥，津液不能上承，肺失清润，故干咳少痰，口燥咽干，甚或声音嘶哑。虚火上炎，灼伤肺络，故咯血。肾阴不足，故腰膝酸软，遗精，骨蒸潮热，颧红、盗汗。舌红苔少，脉细数。

（11）脾肾阳虚

脾肾阳虚是指脾、肾两脏阳气亏虚所表现的证候。多由脾肾久病耗气伤阳，或久泻久痢，或水邪久踞，以致肾阳虚衰不能温养脾阳；或脾阳久虚不能充养肾阳，均可导致脾肾阳虚。

脾肾阳虚，不能温养形体，故面色苍白，形寒肢冷。阳阻内寒，经脉凝滞，故腰膝或小腹冷痛。水谷不得腐熟运化，故下利清谷，五更泄泻。脾肾阳虚，不能运化水液，水液潴留，故面浮肢肿。水湿内停，则小便不利，甚则水停于腹内，出现腹水。舌体胖大，舌质淡，苔白滑，脉弱。

三、辨证

辨证是中医认识和诊断疾病的方法。辨证的过程就是对疾病的认识和诊断的过程。辨证，是从整体出发，运用中医理论，将望、闻、问、切四诊所收集到的病史、症状、体征及现代实验室检查数据等资料，进行综合分析，判断疾病的病因，病变的部位，病变的性质以及肌体各脏腑的正、邪、盛、衰，与各种病变之间的关系，从而得出正确的判断和诊断，为治疗疾病选择合理的药物，提供准确的依据。

证候不仅仅是症状，而且是疾病处于一定阶段的病因、病位、病变的性质，以及机体正邪斗争等各方面情况的病理性概括；既有机体各脏腑、各组织器官之间功能活动的状态及病势的发展趋向，又有机体与疾病斗争状况的综合，是对疾病与机体健康状态的动态的认识。

辨证，是运用中医理论对疾病进行认识和分析的过程，同时也是选择用药而治疗疾病的精华和灵魂。辨证，就是通过对临床所表现出来的症状的认识和综合分析、领悟而得出对疾病的正确诊断。学习中医，必须深刻理解"八纲""五行"以及"生克"的内在含义与联系。通过"辨"而"悟"出它们之间的内在联系。通过认真、准确的辨证（感悟和分析），再适当地选择、合理地用药进行治疗（调整人体内分泌平衡——人体的内环境平衡），就会收到满意的治疗效果。

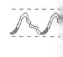

第二节 专利处方的临床应用

一、从"细胞周期调控"看"中西医结合"

中西医结合，为我国人民防病、治病做出了不可磨灭的贡献。

如何将中、西医学理论有机地结合起来？去粗取精，融会贯通，优势互补，使之成为通俗易懂、全新的医学理论，是笔者辛勤探索的目标。

中医理论有悠久的历史，是劳动人民在与自然界和疾病做斗争的过程中，通过实践和观察，积累而总结出来的经验的升华。中医视人体为有机的整体，从宏观着眼，对人体和疾病进行分析和研究。

西医理论，则是以解剖学为基础，运用组织胚胎学、生理学、病理学以及生物化学等学科知识，对人体和疾病进行分析。西医是从微观入手，进行观察和研究。

21世纪，是科学技术迅猛发展的信息时代。电子科学、纳米技术促使医学研究也展示了基因图谱，并且发现了改变细胞周期的物质——蛋白质。从此，医学将在蛋白质的海洋中，寻找开启人类生命之谜的钥匙。

蛋白质是生命的基本物质，细胞是人体的基本组成和功能单位。从细胞周期调控入手，对人体和疾病进行研究，则是中西医结合医学研究的结合部、切入点。

中西医结合的现代医学，应该是将中医理论的精华，用现代科学技术语言加以理解和阐述，并用科学的数据进行检验和记录，使之成为通俗易懂的一门科学。就像将文言文翻译成白话文一样，让人人都能接受，并运用于日常生活之中。

笔者曾为此做过一些探索，找到了中西医学结合的切入点——调控细胞周期。今后的工作，则是从调控细胞周期入手，寻找各种疾病的病因及其最佳的治疗方案。同时开发针对某种疾病疗效最好的药物，以降服危害人类健康的各种疾病。在有计划控制人类生育的前提下，让人人享有健康并且长寿。

（一）淋巴、经络与血液循环

人体是结构复杂，机能完善，在神经系统的调控下，行为统一协调的、有机的整体。

血液循环——血液在神经系统及内分泌器官的调节影响下，由心脏驱使流动，循行全身，成为血液循环，终生不息。有机体在生活期间，必须依赖滋养物和氧气的输入——能源和动力，才能维持生命而不致死亡。有机体内部产生的废弃物和二氧化碳，为了避免积蓄，又必须随时排出体外。这就是有机体不断进行着的新陈代谢。

血液循环又分为两种，即循环于周身的大循环——体循环和循环于肺内的小循环——肺循环。

心脏不但是排送血液的动力，而且也是大小循环间的连接装置。凡由心室发出的血管都是动脉，管壁肥厚，收缩性及弹性都很强。动脉自心发出的部分比较粗大，自此分出第一级分支，再由第一级分支分出第二级分支，如此反复，越分越细，终成最细的毛细血管。动脉常与神经并行——血管神经束。神经与血管间密切联系，以便实现统一的神经体液调节。

静脉，凡输送血液向心脏流动的血管都是静脉。静脉管壁较薄，收缩力微弱，分支复杂，较动脉分支多；内腔容量比同等动脉大。因此，全部静脉系统的总容积，约超过动脉系统一倍以上。静脉的血压各部虽不一致，但一般都比动脉低。

毛细血管，是极细微的小管，介于动脉、静脉末梢之间。

口径大小，由于部位的不同而异。口径小的略短，口径大的则稍长。其中的血液流动经过缓慢；充血时附近的组织呈弥漫性潮红；安静时，管腔大部处于闭锁状态。

毛细血管壁是进行物质渗透和气体弥散的部位，主要由内皮细胞构成。内皮细胞的外面，有时还包有不全的结缔组织性外膜。通过毛细血管的渗透作用能渗出或渗入水分、多数盐类和胶质；而通过弥散作用，可透过溶解性气体（氧及二氧化碳）。血液中的有形成分（红细胞及白细胞），在特定情况（炎症）下，才能通过管壁漏出或窜出于外。

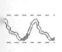

经络学说是中医学理论体系的重要组成部分，是针灸学的理论核心。远在公元前7世纪至公元前5世纪成书的古医书中，就有关于"经络"的记载。由于当时经济、文化的限制，"经络学说"自然也被打上了时代的烙印。经络的意义在于：经络是人体运行气血、联络脏腑、沟通内外、贯串上下的径路。经络包括经脉和络脉。"经"有路径的含义，是经络系统的主干；"络"有网络的含义，是经脉别出的分支。经络内属于脏腑，外络于肢节，沟通于脏腑与体表之间，把人体的五脏六腑、四肢百骸、五官九窍、皮肉筋脉等组织器官，连接成一个有机的整体，使人体各部位的功能活动保持相对的协调和平衡。经络学说的内容相当丰富。其中经脉包括十二经脉和奇经八脉以及属于十二经脉的十二经别、十二经筋、十二皮部。络脉有十五络、浮络、孙络等。络脉中浮行于浅表部位的称为"浮络"。最细小的分支称为"孙络"，遍布全身，难以计数。经络具有运行气血、协调阴阳、联系脏腑和肢体、抗御外邪、保卫机体的作用。除了营养和联络所有的脏腑组织器官外，还有协调阴阳的作用，使气血的盛衰和机能的动静，具有正常的节律。如果气血失调，一方面病邪可以通过经络由表达里或由里达表。另外，还可以将脏腑所生的病证，沿着经络的通路反映到体表，提供给医生进行辨证。如：在某些疾病的过程中，常发现在经络循行的通路上，或在经气聚集的某些穴位上，有明显的压痛和结节或条索状等反映物。

但遗憾的是经络学说却没有明确地记载经络的解剖及组织细胞学特征，致使让人感到迷惘和不解，而不被西方医学所接受。

历年来，很多医学家，为了解开经络之谜，做了大量艰苦、细致的研究工作，付出了大量艰辛的劳动。

淋巴系，是闭锁的管系统，由复杂分支的小管结合而成；这种小管叫淋巴管，其中含有流动性液体，叫淋巴，人体的淋巴自周围向中枢徐徐流动，最后注入静脉系中。淋巴流的发生，除依赖附近器官的轻度（生理性）压力外，主要是神经冲动促使管壁收缩的结果。淋巴结是淋巴管经过途中的附属器官，其数量很多，分别群集于身体的一定部位。一切淋巴结都能产生白细胞，且有滤过淋巴的作用。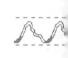

淋巴管始于组织内的毛细淋巴管，类似毛细血管，但较粗，其起始的盲端，管壁由单层内皮细胞组成。皮肤的浅淋巴管在皮下脂肪组织中；各器官的浅淋巴管经行于器官浅层；深淋巴管在诸肌之间或器官内部，多伴随动脉行进。全身的浅、深淋巴管，最后合流于左、右两大干。右侧的称为淋巴导管；左侧的称为胸导管。此两大干分别合于同侧颈内静脉与锁骨下静脉会合的部位。即由组织间隙汇集而成淋巴管，再汇集成淋巴导管而入静脉。

经过反复的推理、论证和分析，不难看出：经络就是肌束、肌群之间乃至组织细胞之间的间隙，组织液在其间流动，通过细胞膜、肌膜、骨膜、内膜、脑脊髓膜、胸膜、腹膜等生

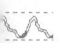

物膜的渗透与弥散，与血液进行物质交换、信息交流及指令的传递。

淋巴系统是经络系统的一部分。淋巴系统是经络的中枢部分，有如铁路、公路、乡间小路一样，将繁华的大都市和偏远贫瘠的边疆、山乡，进行沟通和连接，使之形成密不可分、疏而不漏的交通运输网，便于交流，便于管理。

动脉毛细血管在压力的作用下，将所含物质渗透或弥散至组织细胞间隙的组织液中，通过细胞膜渗透或弥散至细胞内，进行合成或分解；细胞内的代谢产物，再经过细胞膜的渗透或弥散，进入组织细胞间的组织液（津液）中。

因为静脉的压力低于动脉，所以，渗透弥散进入静脉的仅是组织液成分的一部分，而另一部分，则经过渗透或弥散作用由经络（组织细胞间隙）进入毛细淋巴管中。淋巴系统在生理上有重要作用，就是淋巴可以诱导组织中的过剩水分和代谢产物，经淋巴系统进入血管系统而排出体外。另外，淋巴结除产生淋巴细胞外，还有滤过淋巴的作用。凡毛细淋巴管自组织液摄取的细菌和病毒，都可被其扣留而消灭，免致蔓延全身。所以，经络还有抗御外邪、保卫机体的作用。《灵枢·经脉》说："经脉者，所以能决生死，处百病，调虚实，不可不通。"经络畅通，物质交换则完全彻底，不致在组织间隙中蓄积。组织器官机能健旺，机体自然健康。

如此将淋巴、经络与血液循环有机地连接起来，才能在机体内形成全面、完善而且完美的物质交换循环网络。淋巴经络在血液循环过程中，起运河、水库的作用，对血液循环进行协助和调节，从而将机体连接成为协调共济的有机整体，周而复始、循环往复地供应和排泄，维持机体的新陈代谢——正常的生命活动。

二、中药通过经络对细胞周期进行调控

细胞周期，是我们从分子水平来揭示生命之谜的基础。细胞的生长、发育、衰老和死亡，是生命得以维持和延续的基本条件。

细胞周期，是指细胞从一次分裂结束开始，到下一次分裂结束为止所经历的过程。一般分为间期和分裂期。

间期（Interphase）又可分为DNA合成前期（G_1期）、DNA合成期（S期）和DNA合成后期（G_2期）。分裂期又可分为前期、中期、后期、末期。

人体是由无数个多种细胞组合而成的。每种细胞的周期都各不相同。而且，细胞又通过有丝分裂和减数分裂两种形式进行增殖，细胞在进入G_1期后，又分为三类：①不再继续增殖，终生处于G_1期的细胞。它们通过分化、衰老直至死亡。如角质细胞、神经细胞和红细胞等。这种细胞称为"不育细胞"。②暂时不继续增殖，一旦需要修复补充，才离开G_1期，进入以后的时期，进行增殖的细胞。如肝细胞、肾细胞等。这种细胞称"非增殖细胞"。③立即继续进行增殖的细胞，如骨髓细胞、消化道黏膜细胞等。这种细胞称为"增殖细胞"。由此不难看出，细胞周期是细胞借助各种分子为这种复杂事件编织的程序。所以，任何一种单纯的物质，如START或激酶CDK以及细胞周期蛋白等，都不可能对所有细胞的细胞周期，同时起调控作用。

人体，随时都在不断地发生着变化，新的组织在生成，旧的组织在分解——进行新陈代谢，维持着人体的正常生命活动。

合成需要原料——营养物质、氧气和水。

分解会产生废物——死亡细胞及其产物、二氧化碳和水。

这些物质，都需要运输，从集散地到各个角落。血液则肩负着这个重任。

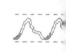

但是动脉与静脉不能直接交通，而是通过毛细管壁的单层内皮细胞和结缔组织性外膜，将血液所含成分渗透或弥散至细胞间隙（经络）的组织液（津液）中，与组织液中的细胞代谢产物，进行物质交换、信息交流及指令传递。

红细胞虽然起着运送氧气、二氧化碳、营养物质及代谢废物的作用，但红细胞所携带的成分，仅是血液成分的一部分，而且还必须将其释放——渗透或弥散至血浆中，才能与组织液中的成分进行物质交换。因为红细胞不能通过毛细血管壁，所以仅靠红细胞的作用是远远不够的。

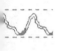

各种组织细胞，都浸泡在组织间隙内的组织液（津液）中，通过细胞膜将所需要的物质渗透或弥散至细胞内；同时，将在细胞内合成或分解的产物，再渗透或弥散至组织液中。再通过血液循环运送至全身。如此循环往复，各取所需，维持机体内部的动态平衡。

如果将组织器官比作工厂，细胞则是工厂里某个车间的一个车床，车床由细胞核里的染色体基因操纵而进行工作。因为每个器官（车间）对原材料的需求不同，产品各不相同（经过多种工序）。它们之间又有互相协同和制约的作用。如果原材料供应充足，产品也排放得及时，车床则运转良好。这就是动态平衡。这一过程中的任何环节出现故障、缺陷、失调或错误，都会使遗传信息（DNA）内的基因发生改变而导致疾病。

中药，是植物、动物、矿物等天然物种。单纯的一味中药，都是多种成分的复方。植物蛋白、动物蛋白、矿物质等微量元素，被机体吸收后，被血液运送到各个角落，通过渗透，进入组织液（津液）中。这些物质，被各种不同的组织细胞选择性地利用，以蛋白质、酶或催化剂的形式，参与不同细胞周期的各种生物化学反应，从而改变细胞周期运行的速率，对细胞周期进行调控，使之向增殖或衰亡的方向转化。

中药的多种成分，对不同组织细胞的细胞周期同时进行着调控，参与机体的新陈代谢，调整各脏腑的功能，调整机体内分泌平衡，以及各组织器官之间的协调与平衡，从而起到治疗疾病的作用。

不论中药还是西药，被人体吸收后，都进入组织液（津液）之中，在组织液中与细胞进行物质交换。西药是一种物质，进入人体后对所有的组织细胞都在起作用。例如抗生素，虽然对细菌有杀灭和抑菌的作用，可以用于消炎（抗感染）。但它对人体正常组织细胞的新陈代谢也有影响。所以，用药后都可能产生毒副作用。而且病愈后，体力恢复需要一段较长的时间。因为被抗生素伤害了的无辜的正常组织细胞，再生、修复需要一定的时间。而中药则不同，每一味中药都是由多种物质构成的。一剂中药，又都是由多味药物组成的复方，成分更加繁多。这些多种动、植物蛋白以及微量元素，进入人体以后，可以被各种需要的组织细胞，选择性地利用，渗透进入需要的组织细胞之中，参与细胞代谢。对细胞周期（随着一次细胞分裂的完成而开始，并随着下一次细胞分裂的完成而结束）进行调控，参与组织细胞的合成代谢或分解代谢，使各组织器官功能恢复协调与平衡，从而治愈疾病。

中医治病的原则是：虚则补之，实则泄之，扶正祛邪。因而，用药是有针对性的，补其所需，泄其多余，促进组织器官的功能恢复。与此同时，也恢复了机体的自身防御机制，因而疾病痊愈后，身体的机能状态同时也随之恢复。

三、调整人体内分泌平衡的专利处方

【基本处方】

沙参、元参、丹参各15克，黄芪30克，茯苓20克，白术

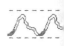

10克，当归10克，川芎10克，赤芍、白芍各15克，川断10克，柴胡10克，香附10克，枳壳10克，生山楂15克，炒杜仲10克，生地、熟地各15克，麦冬10克，郁金10克，远志10克，鸡内金15克，川楝子10克，五味子10克，葛根10克，白芷10克，羌活6克，金银花15克

此方涵盖了补气、养血，可以改善心肌供血；补肝肾，疏肝理气，凉血清心，疏通三焦经和督脉，使经络畅通，气血旺盛。各脏腑功能健旺，人体自然健康。此方也可以作为保健用方。

患者可在此方的基础上，根据辨证、适当调整或加减几味药，以适合病情的需要，扶正祛邪，促使各脏腑的功能恢复正常。

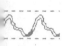

各种疾病不论是内因所致还是外因所致，都是因为病邪，导致脏腑的功能发生改变，致使机体的新陈代谢功能发生紊乱。血液瘀滞，经络淤阻，组织器官供血供氧不足，代谢废物无法排出体外，人体即患病，开始出现各种不舒适的感觉——症状，临床也表现出各种不同的体征。医生根据望、闻、问、切，以及现代的实验室检查数据，做出准确的判断——辨证（诊断）。根据证候，合理地选择用药。因为血是气的载体，气动则血行，所以补气养血，活血化瘀，扶正祛邪，促使三焦和督脉畅通，即可以促进各脏腑的功能恢复正常，促进代谢废物的排泄——疾病痊愈，人体恢复健康。

四、专利处方的临床应用

中医药学，是一座伟大的宝库。仅中药学，就需要我们用毕生的精力认真地学习，以便能大致掌握，灵活运用。一剂中药，往往是由十几味甚至二十几味药物组成的复方，其成分可谓复杂而繁多。根据辨证和药物的性能，认真地进行配伍，选

择相互有协同作用的药物进行组方，可以增进疗效，缩短疗程。

专利处方可以根据辨证进行化裁，治疗各种疾病。现以三种疾病的用药为例，窥一斑以见全豹：

（一）感冒咳嗽

【处方】

沙参、元参、丹参各15克，黄芪30克，茯苓20克，白术10克，当归10克，川芎10克，赤芍、白芍各15克，金银花15克，川断10克，杜仲10克，枳壳10克，川楝子10克，柴胡10克，香附10克，桔梗10克，枇杷叶15克，黄芩10克，连翘10克，紫菀10克，款冬花10克，陈皮10克，木香6克，大便干燥者加大黄6～10克，生地、熟地各15克

【方解】

沙参：清肺养阴，益胃生津，除寒热，补中，益肺气，清肺火。

元参：清热，解毒，养阴，有散结消痈的功效。滋阴降火，利咽喉，通小便，止烦渴。

丹参：活血祛瘀，凉血消痈，养血安神，有通利关节的作用。治冷热劳，骨节疼痛，四肢不遂，血邪心烦，头痛，赤眼。养血、活血、生肌长肉。

黄芪：炙用能补气生阳；生用能益卫固表，托毒生肌，利水消肿。黄芪是重要的补气药，可以预防脾肺气虚或中气下陷。

茯苓：能利水渗湿、健脾、安神。主胸胁逆气，利小便，而治痰。

白术：补气健脾，燥湿利水，主风寒湿痹死肌，止汗除热，消食，消痰逐水，止渴生津，和中补气。

当归：补血、活血、止痛、润肠。因补血活血，有消肿止痛、排脓生肌的功效。

川芎：活血行气，祛风止痛，有秉升散之性，能上行头目，为治头痛之要药。除脑中冷动，面上游风。治腰脚酸软、半身不遂。燥湿，止泻痢，行气开郁，通达气血。

赤芍：清热凉血，祛瘀止痛，散肿消痈。泻肝火，泻脾火。降气、行血、破瘀、散血块。止腹痛，攻痈疮。

白芍：养血敛阴，柔肝止痛，平抑肝阳。通利小便，益气。

赤、白两芍：白补赤散，泄肝补脾胃。能安脾经，治腹痛，收胃气，止泻痢，和血脉，固腠理。白有敛阴益营之力；赤有散邪行血之意。

川断：补肝肾，行血脉，续筋骨。

杜仲：补肝肾，强筋骨，安胎。用于肝肾不足，腰膝酸痛或痿软无力。主腰脊痛，补中，益精气，坚筋骨，强志，除阴下痒湿，小便余沥。

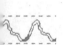

枳壳：行气宽中除胀。用于食积停滞，腹痛便秘；用于痰浊阻遏气机，胸脘痞满，本品行气消痰可化痰除痞。

川楝子：行气止痛，杀虫疗癣。用于肝气郁滞或肝胃不和所致的胁肋作痛、脘腹疼痛及疝气痛等证。

柴胡：和解退热，疏肝解郁，升举阳气。治心腹肠胃结气，饮食积聚，寒热邪气，推陈致新。解寒热往来。

香附：疏肝理气，调经止痛。善于疏肝解郁，调理气机。利三焦，解六郁。消饮食积聚、痰饮痞满。得参，术则补气；得归，地则补血；得木香则疏滞和中。

桔梗：开宣肺气，祛痰、排脓。利五脏肠胃，补血气，除寒热、风痹，温中消谷，疗喉咽痛。去积气，主肺气，消积聚痰涎。

枇杷叶：化痰止咳，和胃降逆，下气。

紫菀：化痰止咳。主咳逆上气，胸中寒热结气，疗咳唾脓血，止喘悸，安五脏，补不足。

款冬花：润肺下气，止咳化痰。常与紫菀相需为用，主咳逆上气、善喘、喉痹，寒热邪气。润肺消痰，止咳定喘。

黄芩：清热燥湿，泻火解毒，止血安胎。疗痰热、胃中热。用于肺热咳嗽、内热亢盛。具清热与止血双重作用。

连翘：清热解毒透邪，消痈散结。治热邪陷入心包，高烧、烦躁、神昏之证。通小肠，排脓，治疮疖。止痛，通月经。

金银花：清热解毒。且有轻宣疏散之效。与丹皮、生地合用，共奏清营护阴、凉血解毒之效。又适用于肠痈证，如热毒泻痢、下痢脓血之证。还可清热解暑，清利头目。

黄芩、连翘、金银花合称"双黄连"，清热解毒疗效尤佳，用于上呼吸道感染，发热、咽痛、咳嗽有神奇疗效。

"专利方"综合上述诸药之所长，随证加减。只要辨证准确，组方合理，都能收到满意的治疗效果。

【随证加减】

《素问·宣明五气篇》说"五气所病，肺为咳"，《素问·咳论》说"五脏六腑皆令人咳，非独肺也"。这就明确地阐明了不论导致咳嗽的原因如何，都起病于肺，或由他脏之病累及于肺而发生。

人体是一部复杂、精细、完美、自动化程度极高、灵敏性极强的"永动机"。机体内、外环境的改变，超出了自身的防御能力或自动调节的范围，即能致病。

咳嗽的病因，有外感和内伤两大类。

1.外感咳嗽

此多为新起之病。常在受凉、食冷之后发生，治疗当以宣通肺气、疏散外邪为主。

（1）风寒咳嗽

风寒之邪侵袭于肺，咳嗽，咳痰稀薄，痰色白，常伴鼻塞、流清涕，喉痒或咳时胸痛，头胀痛，恶寒发热，无汗，肢体酸楚。舌苔薄白，脉浮弦。

可在上方中加桂枝或荆芥、防风；夹湿而食欲不振，胸闷苔腻者加陈皮、半夏。

（2）风热咳嗽

痰稠或黄稠，咳痰不爽，口渴咽痛，鼻流黄涕，身热汗出恶风，头痛头胀。舌苔薄黄，脉浮数。

咽痛甚者可在上方中加射干、牛蒡子、元参；口渴甚者加天花粉。

（3）燥热咳嗽

干咳无痰，或痰少黏稠难出，痰中带血丝，鼻干咽燥，咳甚胸痛，或有恶寒身热。舌尖红，苔薄黄，脉细数。

可在上方中加生地、麦冬；口渴津亏者加芦根、天花粉、白茅根。

2.内伤咳嗽

肺脏虚弱或其他脏腑有病涉及肺所致，临床以痰湿蕴肺、肝火犯肺、肺虚咳嗽为最多见。

（1）痰湿蕴肺

咳嗽反复发作，咳声重浊，多痰，痰白而黏，胸脘满闷，或有胃纳不振，神疲乏力。苔白腻，脉濡滑。

可在上方中加桑白皮。

（2）肝火犯肺

气逆作咳，咳时胸胁引痛，痰中带血，面红咽燥，性急易怒，烦热口苦。苔薄黄少津，脉弦数。

心烦失眠者可在上方中加黄连、竹叶；咳痰黄稠者加冬瓜仁、海浮石。

（3）肺虚咳嗽

起病缓慢，干咳少痰或痰中带血，咽燥口干，形体消瘦，午后潮热，两颧红赤，盗汗失眠，手足心热。舌尖红，少苔，脉细数。

口渴者可在上方中加天花粉；午后潮热盗汗者加银柴胡、地骨皮、青蒿；咯血者加藕节、仙鹤草。

（4）痰热郁肺

咳嗽气喘，或喉中有痰声，痰多，质黏稠，色黄，咳吐不爽。有热腥味，或痰中带血，胸胁胀满，咳时隐痛。或有身热面赤，口渴欲饮。舌质红，舌苔薄、黄腻，脉滑数。

痰黄有脓腥臭者，可在上方中加鱼腥草、苡仁、冬瓜仁；胸满咳逆者加葶苈子；痰热伤津者加天冬、天花粉。

沙参、元参、生地、熟地、芦根、麦冬、天冬等，有生津补液的作用；白茅根、桑白皮等有利尿的作用。它们在处方中配伍应用，有清洁血液的作用。生津比输液更能保持血液的各种成分和性能，因为生津使机体产生津液，津液是机体自身的组织液。而输液只是补充水和电解质或抗生素。

（二）失眠

【方剂】

沙参、元参、丹参各15克，黄芪30克，茯苓20克，白术10克，当归10克，川芎10克，赤芍、白芍各15克，炒枣仁10克，熟地、生地各15克，五味子10克，川断10克，杜仲10克，远志10克，丹皮10克，柴胡10克，香附10克，枳壳10克，川楝子10克，黄芩10克，连翘10克，郁金10克，夜交藤15克

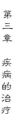

【方解】

炒枣仁：养心安神，敛汗，用于失眠、惊悸。本药能养心阴、益肝血而宁心安神。

郁金：活血止痛，行气解郁，凉血清心，利胆退黄。用于肝气郁滞、血瘀内阻、湿温浊邪蒙蔽清窍。主血积，下气。能行气解郁、凉心热、散肝郁。

远志：宁心安神，祛痰开窍，消痈肿。用于心神不安、惊悸、失眠、健忘。能利九窍、益智慧、耳聪目明。

夜交藤：为何首乌的藤，能养心安神，通络祛风，可治失眠、多汗、血虚、肢体酸痛。

丹皮：清热凉血，活血散瘀。用于温热病热入血分，可和血、生血、凉血，治血中伏火，除烦热。

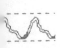

其余同前所述。

【随证加减】

失眠在古医书中又称"不寐""不得寐"，是指不能获得正常睡眠为特征的证候。轻者入寐困难，或寐而不酣，或醒后不得再寐；严重者可彻夜失眠。

病因有肝郁化火，胃失和降，阴虚火旺，心脾两虚，心虚胆怯等。失眠又有虚实之分。虚证多因阴血不足，重在心脾肝肾，治宜补益气血，壮水制火；实证多因肝郁化火，食滞痰浊，胃腑不和。治宜消导和中，清降痰火。若实证久延，气血耗伤，也可转为虚证。

（1）肝郁化火

恼怒伤肝，肝失条达，气郁化火，上扰心神，则失眠。肝气犯胃，则不思饮食。肝郁化火，肝火乘胃，胃热则口渴喜饮。肝火盛，则急躁易怒。火热上扰，故目赤口苦。小便黄赤，大便秘结。舌红，苔黄，脉弦数。

可在上方中加龙胆草。

（2）胃失和降

脾胃运化失常，食滞于中，升降失司，故脘闷嗳气，脘腹胀痛，因而影响睡眠，即"胃不和则卧不安"。宿食内停，积湿生痰，因痰生热，故苔腻，脉滑。大便不爽，腹胀。

痰多，口苦，加竹茹；心烦，舌尖红，加黄连、山栀、大黄，清火宁神。

（3）阴虚火旺

肾阴不足，水不济火，心火独亢，故心烦失眠，心悸健忘，腰酸。阴亏于下，火炎于上，故口干津少，五心烦热。舌质红，脉细数。肝肾阴亏，相火易动，故头晕耳鸣，梦遗滑泄。

阴虚火旺甚者加黄连；五心烦热、口干津少者加生地、熟地、麦冬。

（4）心脾两虚

心脾两虚，血不养心，神不守舍，故多梦易醒，心悸健忘。气血亏虚，不能上奉于脑，清阳不升，则头晕目眩。血不上荣，故面色少华，舌质偏淡。脾失健运，则纳谷无味。血少气虚，故神疲乏力。脉细弱。

心血不足者加熟地、阿胶；失眠较重者加五味子，或合欢皮、龙骨、牡蛎；胸脘痞闷，纳谷无味者加陈皮、半夏、生山楂、鸡内金。

（5）心虚胆怯

心虚，则神不安；胆怯，则易惊易恐，故心悸多梦，易惊醒。心胆气虚，故气短胆怯。舌质偏淡，脉弦细，均为气血不足之表现。

失眠是多种疾病的病理表现，是因为脑组织供血不良所致。不能使用"安眠药"治疗。安眠药只能改善睡眠状态，不

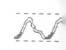

能改变睡眠质量，而且长期服用会产生依赖性。服用安眠药，虽然暂时可以入睡，但脑供血不足不能纠正。病理改变依然存在，并且可能继续发展，对健康不利。为了健康，应该选择让中医用中药对"证"治疗。睡眠得以改善，疾病得以治愈。何乐不为？

（三）胃脘痛

【方剂】

沙参、元参、丹参各15克，黄芪30克，茯苓20克，炒白术10克，当归10克，川芎10克，赤芍、白芍各15克，川楝子10克，川断10克，杜仲10克，枳壳10克，木香6克，陈皮10克，生山楂15克，石斛10克，玉竹10克，砂仁6克（后下），鸡内金15克，柴胡10克，香附10克，白豆蔻6克（后下），莱菔子10克

【方解】

石斛：养胃生津，滋肾阴清虚热，还有明目及强腰膝的作用。用于热病伤津或胃阴不足，舌干口渴，腰膝酸软。下气，补五脏虚劳羸瘦，久服厚肠胃。

玉竹：滋阴润肺，生津养胃。用于肺胃阴伤，燥热咳嗽，舌干口渴，食欲不振。

砂仁：化湿、行气、温中、安胎。用于湿阻中焦及脾胃气滞。为醒脾和胃之良药。主冷气腹痛，消化水谷，温暖脾胃。

白豆蔻：化湿、行气、温中、止呕。用于湿阻中焦，及脾胃气滞。

莱菔子：消食化积，降气化痰，下气定喘，利大小便。用于食积不化，中焦气滞，脘腹胀满，嗳腐吞酸，或腹痛泄泻，泻而不畅，痰涎壅盛，气喘咳嗽等。

生山楂：消食化积，活血散瘀，健胃，行结气，醒脾，解

酒化痰。用于食滞不化、肉积不消、脘腹胀满、腹痛泄泻，高血压病、冠心病及高脂血症等。

鸡内金：运脾消食，固精止遗，化坚消石，除热止烦。用于消化不良，食积不化，泌尿系统结石或胆结石，崩中带下或遗精，尿血等。

余同前所述。

【随证加减】

胃脘痛的辨证，主要辨别的是病邪阻滞，还是脏腑功能失调；是实证，还是虚证；是属气滞，还是已成血瘀。

（1）寒邪犯胃

或食生冷，寒积于中，阳气被寒邪所遏不能舒展，故疼痛暴作，畏寒喜暖。局部热敷，气机略通，故疼痛减轻。口不渴，喜热饮。舌苔薄白，脉弦紧。

加吴茱萸6克，胃脘痛甚者加元胡10克；有食滞者加神曲10克。

（2）饮食停滞

饮食过多，停积于胃，故见脘腹胀闷而痛，嗳腐吞酸。食滞于中，胃气失和，故呕吐不消化食物。呕吐之后，积滞得去，故脘痛减轻。舌苔厚腻，脉滑。

大便不通者加大黄10克、厚朴10克、苍术10克。

（3）肝气犯胃

情志不舒，则肝气郁结，横逆犯胃而作痛。胁为肝之分野，气病多游走，故其病攻撑连及两胁。气机不利，胃失通降，因而胀满，嗳气，大便不畅。因情志不舒作痛，湿浊不去，故舌苔薄白，脉弦。

疼痛较甚者加木香6克、元胡10克；嗳气较多者，加降香6克（研末，分3次吞服）、旋复花10克、代赭石15克。

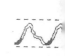

（4）脾胃虚寒

阳气不化，水湿停聚，故疼痛且泛吐清水。脾阳虚而寒盛者，则畏寒喜暖，手足不温。大便溏。舌苔白，脉软弱或沉细。

泛吐痰涎或清水者，加陈皮10克、半夏10克、厚朴10克、苍术10克；舌苔厚腻者加神曲10克、麦芽10克；吐血、便黑者加艾叶炭10克、仙鹤草15克。

（5）瘀血凝滞

瘀血有形，故痛有定处。痛如针刺或刀割，久痛入络，脉络损伤，故吐血、黑便。舌质紫暗，苔薄白，脉细涩。

加炒蒲黄10克、三七10克、灶心土15克（包煎）。

第三节　专利处方的临床意义

一、组方和随证加减

组方和随证加减，是在辨证的基础上进行的，是医生的临床经验，对中药的"四气五味""升降沉浮""归经""有毒无毒"等药性掌握的熟练程度以及临床应用技巧如何的具体体现。组方和随证加减，也是对医生医疗技术水平的检验。辨证准确，组方用药合理，疗效就会很神奇。

1.专利处方的优越性

"专利处方"，它涵盖了气、血、津液、脏腑、经络等组织器官所必需的各种营养物质。根据临床辨证和药物的药性，将它们有序地进行排列组合，使其全方位地发挥协调各脏腑功能、调整人体内分泌平衡的作用。

气是人体内不断运动着的、具有很强活力的精微物质，也是构成人体和维持人体生命活动的最基本的物质。

血也是构成人体和维持人体生命活动的基本物质。血，具

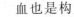

有营养和滋润全身组织器官的功能，又是神的主要物质基础。

气属阳，血属阴。气与血相互依存，相互滋生，相互制约。血气充盛，血脉和利，则精神充沛，思维敏捷。

气为血之帅，血为气之母。气能行血，血的循行有赖于气的推动，气行则血行。气虚、气滞可致血瘀；气机逆乱，则血妄行。治疗血行失常，必须配合补气、行气和降气。

血为气之母。血能载气，血是气的载体，气必须依附于血。血能生气，血为气的功能活动提供营养，使气不断得到补充。

脾为后天之本，为气血生化之源。

肝主藏血，主疏泄，是人体的"化工厂"。人体生命所需的一切物质，都是在肝脏被加工合成，或解毒分解；肾是先天之本，功能是藏精、主水、主骨生髓充脑，又是人体的"污水处理厂"，分清泌浊，对有益于机体新陈代谢的物质，进行重吸收，对废弃物，则通过尿液排出体外。

神是机体的生命活动的外在表现，即指人的精神活动。故神者，水谷之精气也。

精、气、血、津液是神的物质基础。神也是精、气、血、津液生理活动、病理变化的外在表现。

"专利处方"运用二十几味中药，以补气养血药为主（君）药，以扶正为基础，调整气血，使之气充血足；以健脾理气、补肝肾药（加强基础代谢）为辅（臣）药，来加强机体各脏腑的生理功能，提高机体的抗病（免疫）能力；以针对某脏某腑（病理改变之所在，即直达病所）的药为佐药；以活血化瘀、清热解毒、止咳祛痰、消食化积、利水燥湿（祛邪）等药物为使药，来祛除病邪。所以，"专利处方"，是一剂能全方位囊括虚则补之、实则泻之的处方。各脏腑功能协调平衡，精、气、血、津液才能正常化生和转化。人体健康，则精、气、神十足。

中药在进入人体被吸收以后，由于成分繁多，可以被各种组织细胞有选择地利用，调控细胞周期，祛瘀生新。使受损的组织细胞得以修复、再生，休眠的组织细胞被激活，正常的组织细胞更强壮，使机体向健康的方向转化，并促使病变的组织细胞衰亡、被排出体外，使疾病痊愈。

2.专利处方化裁的原则

水湿潴留者去元参；气虚甚者加党参或人参；血压高者用生黄芪，血压低者用炙黄芪；大便干燥者用生白术加生山药、生苡仁及大黄等；大便溏者用炒白术加炒山药等。

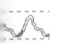

川芎，活血行气，祛风止痛，通达气血。但因本品辛温升散，故孕妇、月经过多者及出血性疾病患者，宜慎用或减量使用。

其他药物，则根据辨证灵活地选择最适宜的、有协同作用的药物相配伍；选择作用互补者，进行有序的排列组合，使其协调各脏腑的功能，促使机体去邪生新，而达到恢复健康的目的。

二、专利处方对健康、疾病与衰老的作用

所谓健康的人，就是体内各脏腑、组织器官功能协调平衡的人。各脏腑、组织器官的功能协调平衡，体液及各脏腑的内、外分泌活动就平衡，有机体的内环境也就协调平衡。同时，还能及时地调整，与外界生存环境相适应。

人体的生命活动，是由不断地进行着的新陈代谢维持和支撑的。新陈代谢停止，生命就会终结。所以，生命在于运动，运动会促进新陈代谢。由于日复一日、年复一年，代谢废物（代谢垃圾）不断地在体内尤其是在末梢的组织间隙（经络）中蓄积，体态自然变得越来越硕大。随着年龄的增长，代谢垃圾越堆越多，新陈代谢越来越缓慢，经络的通畅逐渐受阻，出现气滞、血瘀等现象，组织器官的功能也逐渐减缓。此时，专利处方会起保健作用。服用专利处方，调整气血使内分泌平衡，调整各脏腑的功能协调平衡，并且将代谢垃圾适当地清理掉一部分，机体将会恢复活力，保持旺盛的生命力，充满精、气、神。

人类生存在充满微生物的环境中，细菌、病毒随处可见，其中有致病菌也有非致病菌。当进入人体的致病菌量少或机体抵抗力强时，虽表现不出有疾病，仅成为带菌者。因为机体的免疫系统会分泌免疫物质将细菌包围或吞噬，这些免疫复合物也将在组织末梢的经络中蓄积，日积月累会越来越多，逐渐瘀阻经络，使经络不够畅通，形成气滞血瘀。

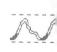

如果进入人体的致病细菌、病毒的量大，而机体的抵抗力下降或减弱，则细菌会大量繁殖，且产生大量的内、外毒素，致使机体表现出患病症状。由于细菌、病毒的种类繁多，人体的抵抗力也各不相同，加之病菌的致病力以及致病的部位各异，所以引起的疾病也就多种多样，临床表现自然也就千差万别。

此时，专利处方则根据辨证，在基本方的基础上进行化裁。依据虚则补之、实则泻之、同病异治、异病同治的原则，合理地选择用药，调整机体的气血平衡，调理各脏腑的功能协调与平衡，同时也调整体液及各脏腑的内、外分泌平衡。再恰当地选择细菌敏感的抗生素及清热解毒药（大多有杀菌、抗菌作用），活血化瘀、软坚散结、消食化积和通利大、小便的药物。在杀灭细菌或病毒的同时，清除细菌或病毒的分泌物——内、外毒素，使组织器官的功能逐渐得以恢复。细菌、病毒被杀火、清除，疾病即被治愈。

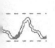

如果疾病被治疗得及时、彻底，机体则恢复健康；如果用药不完全合理，或过早停药，疾病所造成的损害将会在体内有一些残留，疾病则可以转变为慢性或隐性，机体便处于亚健康状态。一旦机体抵抗力下降，细菌病毒又会死灰复燃，突破免疫复合物的束缚，重新活跃繁殖起来，致使慢性病急性发作。所以说，感染是各种疾病致病的罪魁祸首。患病早期，如果运用专利处方，根据辨证，合理化裁，各种疾病都可以治愈。所以，疾病要早发现、早治疗，既可以少花钱又可以少受痛苦。

随着年龄的增长，在人体内，由于长年累月，经多次患病给脏腑所造成的损害逐渐在增加，加上新陈代谢所产生的垃圾逐渐堆积，经络的瘀阻程度也就越来越严重，脏腑的功能则变得越来越缓慢，人就越来越衰老。

为什么说运动有益于健康？因为运动可以促进气血运行，促进新陈代谢，加强各脏腑的功能，同时也能促进代谢垃圾的排泄。但是，运动量要适宜，要循序渐进，而且要坚持才有成效。做到饮食有节，起居有常，健康就掌握在自己手中。

老年人服用专利处方有延缓衰老的功效。因为它能调整气、血平衡，调整各脏腑的功能，调整体液及内分泌平衡，能促进新陈代谢进而减缓代谢垃圾在体内的堆积，同时又能促进代谢垃圾的排泄。新陈代谢旺盛，既修复了受损的组织细胞，又激活了休眠的组织细胞，使机体营养充沛，使正常的组织细胞更强壮，所以，既有利于健康，又可以延缓衰老。

参考文献

1. 皱和建. 内科学基础. 北京：人民卫生出版社，1961.
2. 高鹏祥. 中医学. 3版. 北京：人民卫生出版社，1991.

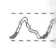

附　录

一　论文

漫话"乳腺增生"

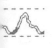

乳房不仅是女性最显著的性征，而且还是女性广义生殖系统中的一个重要的组成部分。"乳腺增生"是临床上的常见病、多发病。因为在体检时发现了"乳腺增生"，很多妇女因此背上了精神负担。

中医认为"乳房疾病"是由于人体气血、津液、经络、脏腑功能失调而引起的疾病。乳房与脏腑、经络、气血之间有着密切的联系。如果脏腑、气血功能失和，或经络传导紊乱，就会产生乳房疾病。"乳房阳明胃经所司，乳头厥阴肝经所属"，指出了乳房的经络脏腑归属。西医则认为：乳房的生理功能及疾病的发生，与性激素有密切的关系。

气是维持人体生理功能的物质基础，是一种动力。气有温煦、固涩、防御的功能。脏腑中肺主气、肾纳气。肺气主升、胃气主降、肝气疏泄、心气鼓动，共同完成人体正常的新陈代谢。人体气机调畅，各脏腑功能健旺，就会精、气、神十足。当气机失调时，如气虚、气滞、气郁在肝经、胃经，就可能发生乳房疾病。

血在脉中周流不息，注五脏、灌六腑，濡养滋润着人体。血有得温则行、得寒则凝、得热则妄行、溢于脉外则为瘀的特点。血虚、血热、血瘀等病理变化，均可以引起乳房疾病。

津液为水谷精微所化生，对全身脏腑、组织器官有营养的作用。津液的生成、输布、排泄，受脾、肺、肾（三焦）的调节。脾失健运是乳房病中最常见的"湿聚成痰、成瘀、成肿"的原因。

所谓的饮食损伤，可以是暴饮暴食、恣食膏粱厚味、饮食不节，因阻碍了脾胃的正常运化，导致食滞不化，蕴而生湿化热；或肝郁气逆犯胃、胃失和降、运化呆滞，湿热结于脾胃；食入生冷或不熟之品而出现的饮食不洁，也可导致脾胃功能紊乱，呕吐或腹泻。同时，饮食不洁更是感染寄生虫的重要途径。偏食、少食等饮食不调，使胃无以受纳、脾无以运化、气血生化不足而导致乳房失养。过食甘肥，出现脂肪过度堆积；大量食用鱼、虾、蟹之品出现皮肤瘙痒、乳头湿疹等；注重保健品的服用，人为地增添激素类食品，干扰了自身内分泌功能，出现双乳过度增生、双乳明显胀痛等。

现代医学认为，饮食十分重要，与乳腺病尤其是乳腺癌的发病密切相关。多数研究提示，高脂肪、高热量的过度摄入，也是发病的危险因素。

七情（喜、怒、忧、思、悲、恐、惊）如果超越了人体承受的范围均可致病。《素问·举痛论篇》云："百病伤于气也，怒则气上、喜则气缓、悲则气消、恐则气下、躁则气乱、思则气结。"如情志损伤得不到改善，可导致脏腑功能紊乱，气机失调，经络瘀阻。气滞、痰瘀、湿聚成肿块。不良精神刺激作用于大脑皮质中枢神经系统，致使自主神经功能紊乱，对疾病的抵御机制产生影响；内分泌调节系统也立即做出应激反应，机体内环境失去平衡；免疫机制对细胞突变的监视、清除功能一旦失控，癌细胞便会得到发生和发展的机会。所以精神因素也是乳腺增生甚至乳腺癌的重要病因。

　　根据本人50年的行医经验，观察"乳腺增生"的发病率有明显上升的趋势。分析，可能与戴"胸罩"也有一定的关系。因为胸罩压迫胸部皮肤和皮下组织，致使乳房的血液和经络循环受阻，并影响了乳腺管的疏通，使之聚而成结。戴"胸罩"应该也是不可忽视的致病因素之一。

　　细菌、病毒、支原体等致病菌，均可以随血液或津液，通过血管和经络遍布全身。免疫复合物便可以在乳腺管及其周围聚积，致使乳腺管及其周围组织增生，以致聚而成结。所以，感染也是乳腺疾病致病的罪魁祸首。

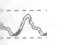

　　中药吸收后因为参与机体的新陈代谢、调整细胞周期，可以使坏死的细胞再生，修复受损的细胞，并疏通经络及乳腺管，有祛瘀生新的作用。因此，中药治疗乳腺增生及各种乳腺疾病，具有明显的优势和特色，只要辨证准确，疗效会很神奇而且没有毒副作用。希望患乳腺增生的朋友们，尽快服用中药，以便解除疾病的困扰。

家，人生的权力、义务和责任

家是一个由亲情维系的小集体，是社会的最小组成单位，也是社会的基础——人人有家。

在老一辈人的家里，你是晚辈、是儿孙。你有撒娇、受宠、接受教育、健康成长的权利；也有孝敬长辈、关心家庭每一个成员快乐与否的义务；又有让长辈和同辈都开心和放心的责任。随着年龄的增长，逐渐长大成人，你有了成家立业的能力，组建小家是你的权利。

"小家"必须建立在"爱"和"坦诚"的基础之上。有爱才有和睦；有坦诚才能终生相处。有爱就能互相谦让、互相尊重；有坦诚才能有"心照不宣"、体贴和关怀、谅解和宽容、"同甘共苦""同心同德""风雨同舟"地努力共建一个家。"互敬互爱""互帮互助"，才更能让"家"温馨、和谐。在家里，你可以"脱下伪装""卸下面具"，真实地、自由地愉悦和休息，因为家是心灵休息的港湾。但你也必须尊重他人的意愿，"有喜同乐""有福同享"，不能"随心所欲"。你的自由不是"放肆"，对他人不能有任何伤害。同在一个屋檐下，必须互相理解、互相尊重、互相体贴和关怀；处处为他人着想，时时、事事想着他人，家就会和谐、温馨。

自私和贪婪是一切邪恶的根源。要树立正确的利益观，遇事时要顾全大局。个人利益必须服从集体利益，不能只顾自身的利益。

人生一世没有欲望是不可能的，没有金钱更寸步难行。但要记住，不要成为欲望和金钱的奴隶！我们要学会完全有能力做欲望和金钱的主人——我们能够控制自己的欲望，能够合理

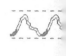

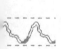

地赚取和使用金钱。知足者常乐。否则，贪欲会把人引向罪恶的深渊。欲望会让人失去理智；无止境地贪婪，会彻底地毁灭一个人。人生，不要让金钱蒙住眼睛。金钱买不到内心的平静、快乐、健康和长寿，以及别人的尊敬和爱戴。钱财是身外之物，生不带来、死不带去。

如果一个人被金钱蒙住了眼睛，他便迷失了自己的世界，领略不到生活的快乐，永远也寻找不到生命的价值和真谛。财富是一点一滴逐渐积累起来的，要珍惜；财富，是靠"勤俭"而不是靠"克扣"自己攒下来的。无论境况如何，都不要在金钱面前低头，不要为了眼前利益，放弃自己的理想和追求。

人生就是学习和奋斗的过程。你有了丰富的知识和娴熟的技能，只要善于动脑筋、善于变通思维，你就会变"不利"为"有利"，变"不可能"为"有可能"。在遇到"危机"的情况下，要保持"冷静"，并且"正确思考"，你就会在最短的时间内找出解决问题的办法，克服困难、脱离危险。跳出自己的思维定式，才能走出死胡同。

时时要为以后着想，事事要有长远打算。留心自己生活中的每一个细节，别让生活留下太多的遗憾。有的时候，一个微不足道的细节，或许就会改变人的一生。夫妻之间的矛盾或感情上的裂痕，往往都是一句话或者一个微不足道的小事引起的。如果未予重视，往往会发展成为"矛盾加深、感情破裂"的结局。所以，"最简单的小事，也要做到最好"。这就是为了家庭生活的和谐、美满，每一个家庭成员都应该尽的义务。看似简单的几句好话、一个宽容和谅解的姿态，往往会挽救一个濒临毁灭的灵魂或一个支离破碎的家。作为家庭的每一个成员，对于家的"和谐"和"发展"，都负有一定的责任和义务。

生儿育女、繁衍后代，是人生的权利。培养一个优秀的孩子，则是每一个做父母应尽的责任和义务，也是他们的希望。

这一切首先要从"优生"开始。为了生一个既聪明又健康的孩子，做父母的必须严格要求自己，做到：不吸烟、少饮酒；少生病，尤其是不要把"性"传播疾病带回家。目前，艾滋病病毒、乙肝病毒、支原体等感染，在临床上常可见到，而且治疗都比较棘手。一旦一个不完全健康的精、卵结合，孕育出一个弱智或先天器官发育畸形的孩子降生；或者，新生命从出生就携带病毒，因多病而影响了生长发育。孩子多病，使家因病而致贫。这样的家能有幸福和快乐吗？孩子是无辜的！而且这样的不幸是可以避免的。患病时，避孕必须坚持。孕前应该有所准备，做一些必要的孕前检查。看看健康精子数是否正常、卵子是否发育正常。如果健康精子数过低，要找出原因，抓紧治疗，以免让不健康的小生命诞生。因为感冒、腮腺炎、泌尿系统感染等疾病，都有可能引起精子数减少、畸形精子增多、卵子发育不健全、月经不调、量多或量少等临床表现。有病就要及时治疗；治愈是预防不健康孩子出生的根本。这是做父母的责任，同时也是对社会应尽的义务。

孩子降生会给家庭带来欢乐。但养育子女，却是一项艰苦而漫长的工作。

让孩子吃饱、穿暖、健康少生病，是对一个做父母的最起码的要求，做到这一点，父母要花费很多心血，勤勤恳恳省吃节用、牺牲休息和娱乐时间。

从小要培养孩子的兴趣和爱好，开发智力、培养才艺；要培养孩子养成好的学习和生活习惯。

要让孩子从小接受好的教育，培养孩子有好的性格和人格；要重视孩子在德育、智育、体育等各方面都得到全面的发展。

要培养孩子的劳动观念，让孩子从小就养成吃苦耐劳、热爱劳动的好习惯。

贪污和浪费是极大的犯罪。要培养孩子的荣辱观。让孩子从小就知道自私和贪婪是会犯错误的，而且要珍惜大自然赋予我们的一切，不能浪费任何资源。

要做到这一切很不容易，需要心血、精力、意志和毅力。但等到孩子成长为多才多艺、有道德、有作为、对社会有贡献的有用人才时，作为父母的你才算是对家庭、对社会、对孩子尽到了应尽的责任和义务，你才能心安理得地安度晚年。

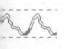

人人都有家，人人都希望有一个温馨、和谐、舒适的家。我们必须承担起"家庭"所赋予我们的责任，尽自己应尽的义务，做好自己在家庭中扮演的角色，并要做到尽职尽责。遇事要先检查自己，不要总是追究别人的不是。严格律己、宽以待人，家的气氛一定会和谐、温馨。

心平气和话养生

人总是要老的，不可能长生不老，因为"有生必有死"，这是一条自然规律。老化，仅是人的一生生活中的一个过程。人体的各种组织器官、机能状态都是在从成长、成熟到衰退的进程中，不断地发生着变化。人体的结构、组织细胞的功能——组织器官的机能状态，随时都在进行更新和变化。

老化，从形态、本质上的变化是：机体的组织器官萎缩、重量减少、体细胞量——即实际细胞的总数量逐渐在减少。由此而出现代谢、调解、传导、免疫、感觉等生理机能的障碍——体内的生理平衡逐渐被破坏。

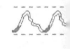

随着时间的推移，老化的进程在逐渐发展，老化的最终阶段是"衰老"——死亡。

因年龄的变化，而出现的机体素质的改变，称为"生理性衰老"；而由外界的不良环境和疾病的侵袭，所引起的衰老的变化，则称为"病理性衰老"。

"养生学"，是一门古老的科学。人，都贪生怕死，希望长寿。自古以来，就有很多人致力于"长生不老"的研究。如"炼丹术"——"金丹""仙丹""寒食散"等。但，这些药物因毒性很大，对身体有害而无益，所以逐渐被淘汰。近代，转为使用"平补"——如"首乌延寿丹"等药物来延缓衰老。

虽然生、老、病、死是一条自然规律，不因人的意志而转移，但是，随着医学科学的发展，延缓衰老、健康长寿却是可行的——健康和寿命掌握在自己手中。科学、健康的生活方式，良好的生活习惯，是健康长寿的基本保障。在人生追求与身体健康之间找到平衡——需要一颗能面对自己内心的平常心

——即随时保持心态的平静与平衡。

中医学认为，气是人体内不断运动着的具有很强活力的物质，是构成人体和维持人体生命活动的基本物质。气在人体内时刻不停地运动着。气的运动称为"气机"。气的运动形式多种多样，基本可归纳为升、降、出、入四种。影响"气"在体内运动形式改变的，是各脏腑的功能。气的升和降、出和入，必须对立统一，协调平衡，即"气机调畅"——各脏腑功能协调、平衡。气机失调就会发生疾病。

血也是构成人体和维持人体生命活动的基本物质。血是循行于脉中的富有营养的红色液体，血必须在脉中正常运行，才能发挥其生理功能。

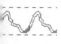

心气是推动血液运行的主要动力。血液的正常循行，又决定于气的推动作用和固摄作用的协调平衡。心主血脉，肺主气并朝会百脉；肝主疏泄，是推动和促进血液运行的重要因素。血具有营养和滋润全身的功能，又是"神"的主要物质基础。血气充盛，血脉和利，则精力充沛，神志清晰，思维敏捷；若气血亏虚，则精神萎靡、情志衰退、健忘、失眠、多梦、烦躁易怒、惊悸不安，甚至神志恍惚，以至谵妄、昏迷。

心位于胸中，有心包卫护于外。心主血脉、主神。广义的神，是指人体的生命活动及其外在表现。狭义的神，是指人的精神、意识、思维活动。因为以五脏为中心的脏象学说，将脑的功能分属五脏，而统归于心。所以五脏六腑必须在心的统一指挥下，才能进行统一、协调的、正常的生命活动。

我们生活在这个充满竞争、充满机遇又充满风险的世界，健康的身心是战胜困难的法宝，"养生"就显得格外重要。

心理状况对我们的生理能力，有着不可思议的影响力。思想的力量，比身心的力量巨大得多。

大部分人不太了解自己。嫉妒是一种普遍存在的消极心理状态。嫉妒会严重地减弱人们在工作、学习、生活中的竞技状态和竞争能力；刻意地模仿他人也无异于自杀。努力研究自己的个性，认清自己，保持自我本色，找出自己的优点，就足以改变一个人的一生。

对工作学习感到厌倦、倦怠会导致身体疲劳。有兴趣就有活力。既然你要做，为什么不做得高兴一点呢？要培养自己对工作和学习的热爱。对工作和学习投以兴趣和热诚，你将会欢享快乐自在的每一天。

一个人如果改变了对事、对人的看法，事与人就会对你发生改变。永远不要心存报复。报复对自己的伤害将大于对别人的伤害。人，提升了自己的思想，才能进步。对人、对事以积极的态度代替消极的态度。拥有积极的心态，就有勇气，不会被挫折打倒。不要找任何事的毛病，也不要挑任何人的缺点，要让自己配合集体、家庭、事业和机遇。要学会作自我批评，更要学会管理自己。要追求真正的快乐，必须抛弃别人会不会感激的念头——不索求，不要期望他人感恩；只享受付出的快乐——不求任何回报地付出。

现实中，人们很少想自己拥有的，却总是想自己缺失的。它带来的灾难是很严重的，使很多人变得怨天尤人、尖酸刻薄、烦恼、暴躁，以致失去了朋友和健康。

世界上最好的医生，是饮食有度、适当运动、保持平静愉悦的心情。不会生气的人，才是智者。虽然人生不能没有目标，要努力奋斗去拥有你所向往的，但是，只要有足够的饮水和食物，就不该再有任何抱怨。

很多病人，医学上找不到病因，他们只是因为找不到生命的目标，而且很自怜，从而产生忧虑、恐惧与抑郁，这是患病

附录

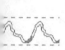

的主要原因，也是因为他们只想到自己。如果一个人想得到人生的快乐，就不能只想到自己，而应该为他人着想，因为快乐来自你为别人、别人为你。

现在时代进步，医学发达，但我们的社会却有一种疾病愈来愈普遍，那就是处于拥挤人群中的"孤独感"。由于人口的增加，人性已经汇集成了一片汪洋大海。居住在这样一个"不具一格"的世界里，人们必须经常由一个地方换到另一个地方去工作。于是，人们的友谊无法持久，使人的内心觉得冰冷。我们若想克服孤寂，就必须远离自怜的阴影，勇敢地走入充满光亮的人群里。去认识人，去结交新朋友，去赢取别人对自己的信任、需求和喜爱。在纷繁复杂的现代社会，只有能保持内心平静的人，才可以预防精神上的空虚而不至于患抑郁症。恐惧、忧虑、紧张、烦躁、憎恨、极端自私、后悔、反叛、自卑、自怜、嫉妒等等不良情绪，既无法适应现实生活，又使机体抵抗力下降，而且会导致许多疾病，如：消化不良、胃溃疡、腹泻、便秘、高血压、心脏病、糖尿病、失眠、健忘、头晕、头痛等，从而伤害了自己的身心健康。

如果我们将忧虑的时间，用来寻找解决问题的答案，那么忧虑就会在我们知识和智慧的光芒下消失。保持热忱和积极的心态，心智的力量可以战胜病痛。必要时阅读一本感兴趣的书，并且沉迷其中，也能克服忧虑。在感到消沉时，强迫自己保持体能上的忙碌，所有的挫折、忧虑，都会随着汗水而流逝。工作——让你忙碌着——是心理疾病最好的治疗剂。不要对别人期望太高，还要学会能从那些对自己不坦白或说闲话的朋友那儿得到快乐。培养自己的幽默感，遇到烦恼，可以以开玩笑代替歇斯底里。要战胜烦恼，唯一的出路是你自己——只有自己才能救自己。把今天该做的功课、工作以及家务，集中智慧、热忱和精力，尽职尽责，做到尽善尽美。生命就在生活里，要快乐、充实地过好每一天。

生命在于运动，运动可以帮助驱除忧虑。当生理上感觉够累时，心理上就不再烦恼，而有一种新的活力滋生出来。要学会战胜懒惰，改变自己。每天坚持慢跑、散步、打太极拳、爬山、骑自行车、扭秧歌、跳舞、做体操等，选自己喜爱并适合自己的运动，既可以舒经活络，又可以补气活血；既心平气和，又气机调畅，还可以驱除烦恼，自由自在地享受悠闲和快乐，何乐而不为？

减少财务烦恼，必须寻找以下问题的答案：第一，你将如何谋生？也就是说，你准备干什么？如果可能的话，应该尽量选择一个适合自己并且自己喜欢的工作。每个从事他所无限热爱的工作的人，不论如何繁忙，他都会从中感到其乐无穷，而且也都能取得成功。所以，必须培养自己对工作和学习的热情。第二，如何支配好手中的钱？每个月都要拟出一个真正适合自己的预算。学习如何使你的金钱发挥最高的价值、取得最好的效益。强迫自己在预算之内生活，不要超支。每个月都要有一点点的积蓄，以备"急需"之用。不要总是为金钱发愁而烦恼，要培养对金钱负责的态度。借钱，一定要按时、如数归还。

由于激增人口的需求，自然环境遭到破坏，大气、生活环境被污染。致病性细菌、病毒的种类也随之增多。抗生素的滥用使多种抗药性很强的"超级细菌""应运而生"，更严重地威胁着人类的健康。在心理因素、情绪抑郁的情况下，机体抵抗力下降；再遇到细菌、病毒的入侵，患病就成了不可避免的事。疾病的种类和治疗难度，也随之不断地增加。为此，健康长寿更成了人们梦寐以求的幸福。这又使很多人陷入了"滥用保健品"的怪圈。

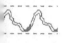

其实"养生"就是一种"自律"，健康掌握在自己手中。人要学会控制自己、管理自己。养成科学、卫生的生活习惯、远离诱惑和贪婪，坚持做好自律，就会少生病。疾病，要以预防为主；得病，要及时、尽早治疗，尽量减少疾病对身体所造成的病理性伤害。远离细菌和病毒的感染源，保持心理平衡、心情舒畅，减少患病，就可以健康长寿。"心平气和"是养生的秘诀。

身体健康就是人生最大的幸福。这些话献给所有追求幸福的朋友！

二、发明专利证书

IP 发明专利证书

证书号 第 58087 号

发明名称：调整人体内分泌平衡的中药

发明人：侯承康

专利号：ZL 96 1.18751.4 国际专利主分类号：A61K 35/78

专利申请日：1996 年 8 月 19 日

专利权人：侯承康

本发明已由本局依照专利法进行审查，决定于 2000 年 8 月 19 日授予专利权，颁发本证书并在专利登记薄上予以登记。专利权自授予专利权公告之日起生效。

本专利的专利权期限为二十年，自申请日起算。专利权人应当依照专利法及其实施细则规定缴纳年费。缴纳本专利的年费的期限是每年 8 月 19 日前一个月内。未按照规定缴纳年费的，专利权自应当缴纳年费期满之日起终止。

专利证书记载专利权授予记的的法律状况。专利权的转让、继承、注销、无效、终止和专利权人的姓名名称、国籍、地址变更等事项记载在专利登记薄上。

局长 姜 颖

专利号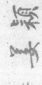

该发明已由本局依照中华人民共和国专利法进行审查，决定授予专利权。

第 1 页（共 1 页）

附

录

附件三：

查新报告复印件

编号：6203262001243

卫生部医药卫生科技项目
查新咨询报告书

项 目 名 称： 中药调整人体内分泌平衡、治疗代谢性疾病

项 目 负 责 人： 侯永康 职称(务)： 副主任医师

查 新 性 质： 成果鉴定 学科分类： 中药学（国际603）

委托单位名称： 甘肃中医学院附属医院

委 托 人： 侯永康 电 话： （0931）4861949

地 址 邮 编： 兰州市嘉峪关西路438号 730020

查新单位名称： 甘肃省医学情报研究所

受 理 人： 李晓琴 电 话：（0931）2614521-2026

地 址 邮 编： 兰州市小西湖东街2号 730050

委 托 日 期： 2001 年 10 月 13 日 报告日期： 2001 年 11 月 5 日

中华人民共和国卫生部科教司制

（2000）

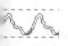

一、查新咨询要点

委托对中药调整人体内分泌平衡，治疗代谢性疾病研究课题进行中外文文献查新。

二、查新咨询要求

1、说明国内外有无相同或类似研究   2、分别或综合进行国内外对比分析
3、根据分析对项目提出新颖性情报评价

三、检索情况

1、检索范围： ■国内外 □国内 □国外

2、检索工具：

（1）国内外主要数据库（系统）：

①美国医学文献分析和检索系统（Medical Literature Analysis and Retrieval System, MEDLARS）

√②MEDLINE CD-ROM （医学文献光盘只读数据库）

√③中国生物医学文献光盘数据库(Chinese Biomedical Literature Analysis and Retrieval System for Compact Disc, CBMdisc)

√④中文生物医学期刊目次数据库(Chinese Biomedical Current Contents, CMCC)

√⑤中文科技期刊数据库(生物、医药、环保、化学)

√⑥中国科技经济新闻数据库(生物医学药品类)

（2）Internet：

√①PubMed

√②中国科技成果数据库

√③甘肃医药卫生获奖成果数据库

（3）必备的检索工具

√①中文科技资料目录（中目）（医药卫生）   ②中文科技资料目录（中目）（中草药）

√③全国报刊索引（自然科学版）   ④中国药学文摘

√⑤中国医学文摘   ⑥中国化学文摘

√⑦中国专利公报

√⑧卫生部医药卫生科技成果汇编（卫生部成果汇编）

√⑨美国医学索引（Index Medicus, IM）

√⑩日本医学中央杂志

⑾美国生物学文摘（Biogical Abstracts, BA）

⑿美国化学文摘（Chemical Abstracts, CA）

√⒀中国药品专利（1982 年以来）

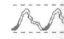

（4）推荐检索刊物或相应数据库：

√①国外医学（中药学分册）　　　　　　②国外科技资料目录（外目）医药卫生

√③中国技术成果大全（医药卫生）

（5）主要生物医学参考书、工具书：

　　①新版中文医学各科教科书

　　②国际著名教科书：　希氏内科学（Cecil Textbook of Medicine）

　　　　　　　　　　　　克氏外科学（Christopher Textbook of Surgery）

√③百科全书：中国医学百科全书（中药学分册）

　　④年鉴：中国卫生年鉴　　中国药学年鉴　　内科年鉴　　外科年鉴

　　⑤辞典：多兰氏插图医学词典（Dorland's Illustrated Medical Dictionary）

　　　　　英中医学辞典　　　　中药大辞典

　　⑥政府出版物：中国药典　　国家医学科技攻关进展

（6）现刊及其它

　　甘肃中医

3、检索手段：■光盘/磁盘检索　　■手工检索　　■Internet

4、检索途径：■主题词　　■副主题词　　■关键词　　■自由词　　□分类号

　　　　　　　□作者　　　□篇名　　　■混合

5、检索用词：

　#1　中药/中医药/中医–Chinese herbal

　#2　内分泌--endocrine

　#3　代射性疾病—matebolic disease

　#4　经络--meridion

　#5　体液—body fluid

　#6　基因--gene

6、检索策略：

　#1　and　#2

　#1　and　#3

　#4　and　#5

　#1　and　#6

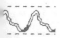

四、查新结果:

1、检索结果总表

检索工具种类总数	检索年限	检索文献总量	相关文献量	密切相关文献量
6 种	1979 年 1 月-2001 年 10 月	10820000+篇	30+篇	10 篇

2、各检索工具检索情况一览表

检索工具	检索年限	检索文献总量	检出文献量	密切相关文献量
MEDLINE CD-ROM	1986 年-2001 年 8 月	5,500,000+	10+	2
CBM-Disc	1979 年-2001 年 10 月	1,883,800+	20+	8
CMCC	1994 年-2001 年 18 号	1,400,000+	同 CBM	同 CBM
中文科技期刊数据库	1989 年-2001 年 3 月	2,168,000+	同 CBM	同 CBM
中国科技经济新闻数据库	1997 年 1-11 号		0	
中国技术成果大全	1992 年-1994 年	6040	0	
国家医学科技攻关进展	1986 年-1990 年	190+	0	
卫生部成果汇编	1993 年-1998 年	750+	0	
中国科技成果数据库	1986 年-1998 年		0	
甘肃省医药卫生获奖成果数据库	1978 年-1998 年	740	0	
现刊 甘肃中医	2001 年 1-4 期		0	

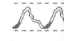

3、相关文献目录:

(1) 杨玉峰,等. 加味逍遥散对女性黄褐斑患者血清性激素水平的影响 陕西中医学院学报 2000.09.25;23(5):41-42

(2) 薛芳,等. 调压煎治疗高血压病的临床观察及实验研究 河北中医药学报 1999.12.31;14(4):1-6

(3) 蔡钦朝,等. 针刺对高血压病患者血管内皮细胞内分泌功能的调节作用 中国中医药科技 1998.01.20;5(1):6-8

(4) 王雪,等. 糖尿病性皮肤病的中医治疗与保健 中医杂志 1995.12.17;36(12):734-735

(5) 王琳,等. 消疲怡神口服液对应激大鼠神经--内分泌--免疫系统的影响 中国中医基础医学杂志 2000.03.28;6(3):22-26

(6) 余谦,等. 针刺调补冲任法对女性内分泌轴功能的影响:附 25 例临床分析 中国针灸 2001.03.12;21(3):169-171

(7) 阚华发,等. 乳腺增生辩证分型与神经内分泌相关性研究 中医药学刊 2001.04.10;

19(2):98-99

(8)钱租淇,等. 戈那瑞林与氯米芬配伍治疗女性内分泌失调不孕症 中国新药与临床杂志 1999.01.19:18(1):61-62

(9)Li-XQ,et al.Experimental study on the treatment of hypertension with combined traditional chinese and western medicine.(中西医结合治疗高血压的实验研究)Chang-His-I-Chieh-Ho-Tsa-Chih.1991 Nov;11(11):647-50,643

(10)Zheng-Y,et al.Chinical observation on treatment of bradyarrbythmia with chinese herbal medicine.(中草药治疗心律过缓的临床观察)J-Tradit-Chin-Med.1993 Sep; 13(3):16308

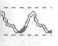

五、查新咨询结论:

根据课题申请人的要求和所选用的检索词和检索策略,经检索 1986 年-2001 年 8 月 MEDLINE CD-ROM,1979 年-2001 年 10 月《中国生物医学文献光盘数据库》(CBMdisc),1989 年-2001 年 3 月《中文科技期刊数据库》(医药、生物、环保、化学),1994 年-2001 年 21 号《中文生物医学期刊数据库》,1997 年 1-11 月《中国科技经济新闻数据库》(生物医学药品类);Internet 上 PubMed、《重大成果数据库》、《甘肃医药卫生获奖成果数据库》1978-1998 年;手工检索 1992 年-1994 年《中国技术成果大全》、《国家医学科技攻关进展》、《中国医学百科全书》(中药学分册),及现刊 2001 年 1-4 期《甘肃中医》等,检出相关文献 30 多篇,密切相关文献 10 篇。文献所涉及的主要内容及与本课题对比分析评价如下:

1、有关中药调整人体内分泌平衡,治疗代谢性疾病国内外已有一些文献报道;如国内北京中医药大学王琳等研究得出中药消疲怡神口服液的作用机制与调节机体神经-内分泌-免疫网络系统的平衡,减轻应激的不良影响有关。中山医科大学孙逸仙纪念医院余谦等得出针刺对女性内分泌的失调性疾病能够产生良好疗效。上海中医药大学龙华医院阙华发等研究得出乳腺增生病发病与神经内分泌密切相关,神经内分泌失调为中医辩证分型病理基础之一,为辩证分型提供了客观指标。安徽中医学院蔡钦朝等提示针刺治疗可能是通过影响血管内皮细胞的内分泌功能,调节体内内皮源性收缩因子与舒长因子间的平衡而发挥对高血压病患者的降压作用。河北医科大学薛芳等研究表明中药调压煎从整体出发,调整紊乱的神经-内分泌-血管功能,是治疗高血压病的有效方药之一。北京市同仁医院中医科王萱开展运动疗法、药浴、气功、自我按摩等调整患者的内分泌功能,以降低血糖,改善血管-神经功能。

2、国外方面,Li-XQ 等研究表明中药和西药联合治疗高血压是最有效的,其治疗机理可能是通过调节高血压患者神经-内分泌因素,舒张血管平滑肌而起作用。Zheng-Y 的研究等结果表明中药对加快心率有效,其也很好的调节内分泌功能和神经系统。

3、本课题经 2000 多例的临床实践观察,发现中药的有效成分-植物蛋白、动物蛋白、矿物质等微量元素,被吸收后,进入经络-组织间隙津液中,参与细胞的修复与再生;参与机体的新陈代谢-调整脏腑功能,调整机体的内分泌平衡以及与外环境的适应。关于本课题研究提出的:经络就是肌群、肌束间、组织器官间乃至细胞之间的间隙。组织液(津液)在其间有规律流通的路径;是以胶原蛋白为基质的多种蛋白物质信息流。提出经络学说就是神经-体液-内分泌学说;以及基因是生物遗传特性的密码,染色体是基因的载体,是细胞框架的一部分,加上经络-细胞内、外液,细胞才有真正的内涵,基因才能显现生物体的遗传特性的结论,国内外未见与其相同的文献报道。

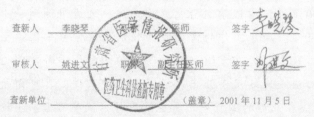

查新人　李晓琴　　　　　医师　　　签字　李晓琴

审核人　姚进文　　　　　副主任医师　　签字　姚进文

查新单位　　　　　　　　　(盖章)　2001 年 11 月 5 日

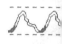

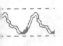

后　记

此书得以出版应感谢王继舜女士的支持和赞助。

自1964年兰州医学院医疗系毕业后，被分配到基层。曾在和政疗养院病理科、和政县医院妇产科、临夏州妇幼保健院、兰州市第二人民医院妇产科、甘肃中医学院附属医院中医妇科，从事妇产科及全科医疗工作50年。

上山下乡巡回医疗、送医送药到农村千家万户、把计划生育宣传和手术送到了老百姓的炕头上。翻山越岭，跋山涉水，夜以继日地为患者服务。奉献的是青春，得到的是锻炼，收获的是经验。因为在从事救死扶伤、治病救人的工作中，常常会感觉到自己知识贫乏、经验不足，所以，为了充实自己，就努力地学习。随时随地以书为友，以书为伴，养成了读书的好习惯。书，帮助我解决了不少难题，挽救了不少患者垂危的生命，帮助了无数无瑕的小生命平安地降生。

很庆幸，我遇到过几位良师，又争取到两次进修的机会。使一个一无所长的我，能精益求精地开展各项妇产科手术，并得到了患者的信任和好评。同时，也让我对人体以及人体内脏的形态和结构有了更进一步的认识和了解。

1990年甘肃中医学院附属医院建院，又力争调到了中医学院附属医院。由于工作的需要，开始认真地学习中医。全心全意，专心致志，逐渐掌握了中、西医学两种医学科学理论，并将其得心应手地运用于临床。对一名医生来讲，真可谓是"如虎添翼"。在此后的工作中，再也没有什么疑难可言。不论多么

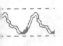
从末梢循环看中医脉象

千奇百怪、千变万化的临床表现，都可以根据辨证，选择用中药治疗。对于感染严重的患者，适当加用抗生素，也都能得到满意的疗效。本书介绍了各种常见病的微循环图像与脉象以及治疗效果的关系。掌握了这些关系，在实践中就可以灵活地理解、正确地掌握脉象，以便正确地辨证。辨证在临床治疗上有很重要的意义，对提高疗效，有很大的帮助。全科医生都应该熟练地掌握中、西医学这两种医学科学的理论，并将其灵活地运用于临床。医生的天职，就是救死扶伤、解除患者的疾苦。为此，我利用宝贵的业余时间，坚持学习、努力提高，并随时作总结，将自己的学习心得，以及对疾病越来越深刻的认识、对疗效越来越提高的体会，逐渐总结并汇集成册，曾两次自费予以出版。以此，既充实了自己，同时也希望为那些在医疗战线辛勤操劳的同行，提供一些参考和借鉴，共同为医学科学的发展、医学事业的进步做贡献，旨在解除更多患者的疾苦，提高人类的生活质量。

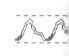

　　愿热爱医学事业的朋友们，让我的心声，为你们在医学科学高峰的攀登上助一臂之力。

侯永康

2014 年 6 月

后记